国家出版基金项目
NATIONAL PUBLICATION FOUNDATION

中医历代名家学术研究丛书

主编 潘桂娟

Academic Research Series of Famous
Doctors of Traditional Chinese
Medicine through the Ages

李海玉 编著

王履

"十三五"国家重点图书出版规划项目

U0346103

全国百佳图书出版单位
中国中医药出版社
·北 京·

图书在版编目（CIP）数据

中医历代名家学术研究丛书.王履／潘桂娟主编；
李海玉编著.—北京：中国中医药出版社，2022.7
ISBN 978-7-5132-6698-7

Ⅰ.①中… Ⅱ.①潘… ②李… Ⅲ.①中医临床—经
验—中国—元代—明代 Ⅳ.① R249.1

中国版本图书馆 CIP 数据核字（2021）第 007858 号

中国中医药出版社出版

北京经济技术开发区科创十三街 31 号院二区 8 号楼
邮政编码 100176
传真 010-64405721
河北品睿印刷有限公司印刷
各地新华书店经销

开本 880×1230 1/32 印张 5 字数 128 千字
2022 年 7 月第 1 版 2022 年 7 月第 1 次印刷
书号 ISBN 978-7-5132-6698-7

定价 49.00 元
网址 www.cptcm.com

服 务 热 线 010-64405510
购 书 热 线 010-89535836
维 权 打 假 010-64405753

微信服务号 zgzyycbs
微商城网址 https://kdt.im/LIdUGr
官 方 微 博 http://e.weibo.com/cptcm
天猫旗舰店网址 https://zgzyycbs.tmall.com

2005 年国家重点基础研究发展计划（973 计划）课题"中医学理论体系框架结构与内涵研究"（编号：2005CB532503）

2009 年科技部基础性工作专项重点项目"中医药古籍与方志的文献整理"（编号：2009FY120300）子课题"古代医家学术思想与诊疗经验研究"

2013 年国家重点基础研究发展计划（973 计划）项目"中医理论体系框架结构研究"（编号：2013CB532000）

国家中医药管理局重点研究室"中医理论体系结构与内涵研究室"建设规划

"十三五"国家重点图书、音像、电子出版物出版规划（医药卫生）

2021 年度国家出版基金资助项目

项目来源及国家重点图书出版计划

篿

前言

中医理论肇始于《黄帝内经》《难经》，本草学探源于《神农本草经》，辨证论治及方剂学发轫于《伤寒杂病论》。在此基础上，历代医家结合自身的思考与实践，提出独具特色的真知灼见，不断革故鼎新，充实完善，使得中医药学具有系统的知识体系结构、丰富的原创理论内涵、显著的临床诊治疗效、深邃的中国哲学背景和特有的话语表达方式。历代医家本身就是"活"的学术载体，他们刻意研精，探微索隐，华叶递荣，日新其用。因此，中医药学发展的历史进程，始终呈现出一派继承不泥古、发扬不离宗的繁荣景象。

中国中医科学院中医基础理论研究所，自2008年起相继依托2005年国家重点基础研究发展计划（973计划）课题"中医学理论体系框架结构与内涵研究"、2009年科技部基础性工作专项重点项目"中医药古籍与方志的文献整理"子课题"古代医家学术思想与诊疗经验研究"、2013年国家重点基础研究发展计划（973计划）项目"中医理论体系框架结构研究"，以及国家中医药管理局重点研究室（中医理论体系结构与内涵研究室）建设规划，联合北京中医药大学等16所高等院校及科研和医疗机构的专家、学者，选取历代具有代表性或学术特色突出的医家，系统地阐释与解析其学术思想和诊疗经验，旨在发掘与传承、丰富与完善中医理论，为提升中医师临床实践能力和水平提供参考和借鉴。本套丛书即是由此系列研究阶段性成果总结而成。

综观历史，凡能称之为"大医"者，大都博览群书，学问淹博赅洽，集百家之言，成一家之长。因此，我们以每位医家的内容独立成书，尽可能尊重原著，进行总结、提炼和阐发。本丛书的另一个特点是，将医家特色学术观点与临床实践相印证，尽可能选择一些典型医案，用以说明理论的实践价值，便于临床施用。本丛书列选"'十三五'国家重点图书、音像、电子出版物出版规划""医药卫生"类项目，收载民国及以前共102名医家。第一批61个分册，已于2017年出版。第二批41个分册，申报2021年国家出版基金项目已获批准，出版在即。

丛书各分册作者，有中医基础和临床学科的资深专家、国家及行业重点学科带头人，也有中青年骨干教师、科研人员和临床医师中的学术骨干，来自全国高等中医药院校、科研机构和临床单位。从学科分布来看，涉及中医基础理论、中医各家学说、中医医史文献、中医经典及中医临床基础、中医临床各学科。全体作者以对中医药事业的拳拳之心，共同努力和无私奉献，历经数年完成了这份艰巨的工作，以实际行动切实履行了"继承好、发展好、利用好"中医药的重大使命。

在完成上述科研项目及丛书撰写、统稿与审订的过程中，研究团队暨编委会和审订委员会全体成员精益求精之心始终如一。在上述科研项目负责人、丛书总主编、中国中医科学院中医基础理论研究所潘桂娟研究员主持下，由常务副主编陈曦副研究员、张宇鹏副研究员及各分题负责人——翟双庆教授、钱会南教授、刘桂荣教授、郑洪新教授、邢玉瑞教授、马淑然教授、文颖娟教授、陆翔教授、杨卫彬研究员、崔为教授、江泳教授、柳亚平副教授、王静波副教授等，以及医史文献专家张效霞教授，分别承担或参与了团队的组织和协调，课题任务书和丛书编写体例的起草、修订和具体组织实施，各单位课题研究任务的落实和分册文稿编写、审订等工作。编委会多次组织工作会议和继续教育项目培训，推进编撰工作进度，确保书稿撰写规范，并组织有关专家对初稿进行审订；最终，由总主编与常务副主编对丛书各分册进行复审、修订和统稿，并与全体作者充分交流，对各分册内容加以补充完善，而始得告成。

2016年2月，国家中医药管理局颁布《关于加强中医理论传承创新的若干意见》，指出要"加强对传承脉络清晰、理论特色鲜明的古代医家的学术思想研究"。2016年2月，国务院颁布《中医药发展战略规划纲要（2016—2030年）》，强调"全面系统继承历代各家学术理论、流派及学说"。上述项目研究及丛书的编写，是研究团队对国家层面"遵循中医药发展规律，传承精华，守正创新"号召的积极响应，体现了当代中医人敢于担当的勇气和矢志不渝的追求！通过此项全国协作的系统工程，凝聚了中医医史、文献、理论、临床研究的专门人才，培育了一支专业化的学术队伍。

在此衷心感谢中国中医科学院及其所属中医基础理论研究所、中医药信息研究所、研究生院，以及北京中医药大学、陕西中医药大学、山东中医药大学、云南中医药大学、安徽中医药大学、辽宁中医药大学、浙江中医药大学、成都中医药大学、湖南中医药大学、长春中医药大学、黑龙江中医药大学、南京中医药大学、河北中医学院、贵州中医药大学、中日友好医院16家科研、教学和医疗单位对此项工作的大力支持！衷心感谢中国中医科学院余瀛鳌研究员、姚乃礼主任医师、曹洪欣教授与北京中医药大学严季澜教授在项目实施和本丛书出版过程中给予的悉心指导与支持！衷心感谢中国中医药出版社有关领导及华中健编辑、芮立新编辑、伊丽萦编辑、鄢洁编辑及丛书编校人员的辛勤付出！

在本丛书即将付梓之际，全体作者感慨万千！希望广大读者透过本丛书，能够概要纵览中医药学术发展之历史脉络，撷取中医理论之精华，承绪千载临床之经验，为中医药学术的振兴和人类卫生保健事业做出应有的贡献！

由于种种原因，书中难免有疏漏之处，敬请读者不吝批评指正，以促进本丛书的不断修订和完善，共同推进中医历代名家学术的继承与发扬！

《中医历代名家学术研究丛书》编委会

2021 年 3 月

凡例

一、本套丛书选取的医家，为历代具有代表性或特色思想与临床经验者，包括汉代至晋唐医家6名，宋金元医家19名，明代医家24名，清代医家46名，民国医家7名，总计102名。每位医家独立成册，旨在对医家学术思想与诊疗经验等内容进行较为详尽的总结阐发，并进行精要论述。

二、丛书的编写，本着历史、文献、理论研究有机结合的原则，全面解读、系统梳理和深入研究医家原著，适当参考古今有关该医家的各类文献资料，对医家学术思想和诊疗经验加以发掘、梳理、提炼、升华、概括，将其中具有理论意义、实践价值的独特内容阐发出来。

三、丛书在总体框架上，要求结构合理、层次清晰；在内容阐述上，要求概念正确，表述规范，持论公允，论证充分，观点明确，言之有据；在分册体量上，鉴于每个医家的具体情况不同，总体要求控制在10万～20万字。

四、丛书的每一分册的正文结构，分为"生平概述""著作简介""学术思想""临证经验"与"后世影响"五个独立的内容范畴。各分册将拟论述的内容按照逻辑与次序，分门别类地纳入以上五个内容范畴之中。

五、"生平概述"部分，主要包括医家姓名字号、生卒年代、籍贯等基本信息，时代背景、从医经历以及相关问题的考辨等。

六、"著作简介"部分，逐一介绍医家的著作名称（包括现存、已经亡佚又经后人辑复的著作）、卷数、成书年代、主要内容、学术价值等。

七、"学术思想"部分，分为"学术渊源"与"学术特色"两部分进行论述。前者重在阐述医家之家传、师承、私淑（中医经典或前代医家思想对其影响）关系，重点发掘医家学术思想的历史传承与学术渊源；后者主要从独特学术见解、学术成就、学术特点等方面，总结医家的主要学术思想特色。

八、"临证经验"部分，重点考察和论述医家学术著作中的医案、医论、医话，并有选择地收集历代杂文笔记、地方志等材料，从中提炼整理医家临床诊疗的思路与特色，发掘、总结其独到的诊治方法。此外，还根据医家不同情况，以适当方式选录部分反映医家学术思想与临证特色的医案。

九、"后世影响"部分，主要包括"学术影响与历代评价""学派传承（学术传承）""后世发挥"和"国外流传"等内容。其中，对医家的总体评价，重视和体现学术界共识和主流观点，在此基础上，有理有据地阐明新见解。

十、附以"参考文献"，标示引用著作名称及版本。同时，分册编写过程中涉及的期刊与学位论文，以及未经引用但能体现一定研究水准的期刊与学位论文也一并列出，以充分体现对该医家研究的整体状况。

十一、附以丛书全部医家名录，依照时间先后排列，以便查验。

十二、丛书正文标点符号使用，依据中华人民共和国国家标准《标点符号用法》（GB/T 15834—2011）。医家原书中出现的俗字、异体字等一律改为简化正体字，个别不能对应简化字的繁体字酌予保留。

《中医历代名家学术研究丛书》编委会

2021 年 3 月

内容提要

　　王履，字安道，号抱独老人、奇翁、畸叟；生于元至顺三年（1332），卒于明洪武二十四年（1391）；昆山（现江苏太仓）人；元末明初医家、画家、诗人，医学代表著作为《医经溯洄集》。王履少年时学医于朱丹溪，尽得其传；且好博览群书，熟谙经典，对医学理论中一些基本问题，提出不少精辟的见解，对后世产生了深远的影响。其兼善诗文绘画，才华横溢，名冠一时，所绘《华山图册》，为画界一绝，现为故宫博物院、上海博物馆的一级藏品。本书内容包括王履的生平概述、著作简介、学术思想、临证经验、后世影响等。

王履，字安道，号抱独老人、奇翁、畸叟；生于元至顺三年（1332），卒于明洪武二十四年（1391）；昆山（现江苏太仓）人；元末明初医家、画家、诗人。医学代表著作为《医经溯洄集》。王履少年时学医于朱丹溪，尽得其传；且好博览群书，熟谙经典；对医学理论中一些基本问题，提出不少精辟的见解，对后世产生了深远的影响。其兼善诗文绘画，才华横溢，名冠一时，所绘《华山图册》40 幅，为画界一绝，现为故宫博物院、上海博物馆的一级藏品。

关于王履学术研究的期刊文章，笔者以主题词"王履""王安道""溯洄集"在中国知网（CNKI）检索，自中华人民共和国成立以来，截至 2020 年 4 月，相关论文报道发表共 124 篇，其中 75 篇与诗画相关，49 篇与中医学相关。在中医学领域，专论王履学术的论文共 23 篇，他论涉及王履学术的论文共 26 篇。王履学术专论文章中，概要介绍王履生平著作、学术思想及成就者 11 篇，研讨王履外感热病学术思想者 5 篇，评析王履著作《小易赋》原文的连载论文 4 篇，研讨王履读书方法者 2 篇，研讨王履五运六气学术思想者 1 篇。有关王履学术的研究著作，美术评论家薛永年撰《王履》（字数 3 万）于 1986 年在上海人民美术出版社出版，介绍了王履的生平与艺术成就。总体来看，现代对王履医学学术思想的研究，与其医学成就比较而言明显偏少，与其艺术思想及成就的相关研究比较亦偏少，并且整理和研究的广度和深度也明显不足。因此，笔者认为，有必要对王履的学术思想进行全面、深入的挖掘、整理和提炼，考察其学术思想的来龙去脉，同时参考古今文献资料，阐发王履的学术渊源、学术特色、临证经验等，使之能在当代得到更为广泛的传承和切实的运用。笔者也希望本书能为中医药专业人员比较全面地了解王履的学术特色和成就提供有益参考；为中医临床医生开阔中医理论视野，提升中医诊疗能力提供必要借鉴。

本次整理研究所依据的王履著作版本：邢玉瑞、阎咏梅、朱岳耕注释《医经溯洄集》，上海浦江教育出版社，2011年出版。本次整理研究中，还充分参考了当代有关王履学术研究的文献资料，体现了当代研究的最新进展。

在此，衷心感谢参考文献的作者及支持本项研究的各位同仁！

中国中医科学院中医基础理论研究所　李海玉

2021 年 3 月

目
录

王履

生平概述

　　王履，字安道，号抱独老人、奇翁、畸叟；生于元至顺三年（1332），卒于明洪武二十四年（1391）；昆山（现江苏太仓）人；元末明初医家、画家、诗人；曾任秦王府良医正；曾学医于朱丹溪，尽得其传。生平著述较多，有《标题原病式》《百病钩玄》《医韵统》等。传世著作有《医经溯洄集》《小易赋》《华山图册》。王履好博览群书，熟谙经典，医学造诣精深，对医学理论中的一些问题，提出了不少精辟的见解。此外，其兼善诗文绘画，才华横溢，名冠一时，如所绘《华山图册》40幅，为画界一绝，现为故宫博物院、上海博物馆的一级藏品。

一、时代背景

（一）社会背景

　　王履生活在14世纪中叶的我国南方。因南方在农业资源上优于北方，故自隋唐时代起，全国的经济重心已逐渐移至南方。元代的大统一，结束了自五代以来四百年左右的战乱割据局面。五代以来，北方战乱频繁，大量人口向南方迁移，南方的生产迅速发展，文化科学也获得迅速提高。迄至元末明初，南方也已成为全国医学学术的重心。载入《明史》且有著作流传，对后世医学有影响的十一位医家有滑寿、葛乾孙、吕复、王履、倪维德、戴思恭、王纶、汪机、李时珍、缪希雍、王肯堂等。其中，处于元末明初之际的医家，占半数以上，大多在江浙一带行医。这些医家大多数是两宋时由北方南迁而定居于江南者的后代。

　　我国14世纪的医学，在宋代成就的基础上，吸收了北方刘完素、张

元素之学，以及阿拉伯医药的部分内容。两宋的医学曾有辉煌的成就，如
订本草、校医书、铸铜人、置药局，特别是基于此前丰富的治疗经验，编
写的大量方书及朝廷主持编撰的《太平圣惠方》和《圣济总录》等得以刊
行。迄至元代，在南北方统一政权的范围内，各民族的医学经验得到了比
较充分的交流。12世纪、13世纪盛行于北方的河间之学和易水之学，于14
世纪初，通过罗知悌、葛应雷等医家的传承和弘扬，而渐行于江南。此外，
我国的三大发明指南针、火药、印刷技术，以及医学成就等，于12世纪至
14世纪传入欧洲；并把东罗马等地的医药经验传入我国。

　　由于全国实现统一，学术得以交流，因此在医学思想方面，体现出一
种充分交流并有所融合的趋势。王履生活在医学学术氛围浓郁的江南，其
学术思想体现了这一时期医学思想融合并有所创新的特点。

（二）思想背景

　　哲学思想与中医学理论，有着极为密切的关系。一方面，丰富的医学
实践，不断为哲学思想提供理论抽象的根据；另一方面，哲学所概括的理
论原则和方法论，又影响医学思想和医学实践的发展。宋代理学的朱熹学
派，对元末明初医学思想影响很大。朱熹学派"格物致知"的治学态度，
以及其接受周敦颐、张载以来的辩证法观点，影响了当时医家的思想。例
如，朱熹作《阴符经考异》，以五行为五贼，三才为三盗，突出万物相贼相
制的一面，提出"天地，万物之盗；万物，人之盗；人，万物之盗"。王履
则对《素问》中"亢则害，承乃制"思想的理解，突出了"制则生化"，即
体内各机能间的协调和制约，对于维持正常生命状态的根本意义。又如，
倪维德受《阴符经》曰心生于物，死于物，机在目"的启示，将其眼科专
著命名为《原机启微》。再者，王履则用"吾师心，心师目，目师华山"，
来概括其画艺创作理论。

　　某些史家对医学的看法，也影响了当时的医家。王履之师朱丹溪、吕

复、滑寿、葛乾孙、倪维德等，与几位史家，如宋濂、王祎、戴良、朱右等，有密切的交往。这些史家于医学，强调博古通今的汇通研究。例如，宋濂曾谓："医之为道，难言久矣。非洞明应世群书之得失，尚可与于斯乎？非求之极博，而观其会通，安可遽反于至约之域乎。"(《宋学士全集》)王祎亦谓："自《内经》以来，藏于有司者179家，209部，1259卷；爰及近时，天下之言医者，非刘李之学弗道也，刘李之法，虽攻补不同，会而通之，随症而用之，不存其人乎。"(《青岩丛录》)因此，朱丹溪的老师——罗知悌，是"得刘完素之真传，而旁通张从正、李杲二家之说。"(戴良《丹溪翁传》)而朱丹溪更"不自满足，盖以三家之说推广之，去其短而取其长；又复参以太极之理，《易》《礼记》《通书》《正蒙》诸书之义，贯穿《内经》之言，以寻其指归。"(《丹溪翁传》)可知，当时医家治学多能博通古今，通晓历史发展，融会各家成就。

"为学患无疑，疑则有进"(陆九渊《语录下》)。欲求融合会通，必有批判，才能去其短而用其长。元末明初的医学家，具体地实践了这种历史的批判的精神。如吕复曰："其于医门群经皆有辩论，前代名医皆有评骘。"(《明史列传》)对滑寿所著《难经本义》，《四库全书总目提要》评价说："《难经》，历代医家多有注释，寿所探摭凡十一家，今唯寿著传于世，融会诸家之说，而以己意折衷之，辨论精核，考证亦极详审；寿本儒者，能通解古书文义，故其所注，视他家所得为多云。"徐彦纯所著《医学折衷》曰："究探古今作者原意，摭金刘守真，元李明之，朱彦修诸氏论集，本于经旨而折衷其要。"(刘纯《玉机微义·自序》)

王履就生活在这样一个时代，其学术在"格物致知"的理学影响下，博古通今，融会历代医学成就，融会贯通各家学说，突出地展现了理论上创新的风格。

二、生平纪略

　　王履，字安道，号抱独老人、奇翁、畸叟；元至顺三年（1332）生于昆山之娄东（现江苏太仓），其先世为魏博（今河北大名与山东聊城之间）人。关于王履的生年，现代诸书记载，均据《华山图册·游华山图记诗序》中"余今年五十有二岁矣"，及其年款"洪武十六年岁次癸亥"推算而得。据《琅琊王氏通谱》记载，王履家族属琅琊王氏阁派明州推官分支。王履的祖父王彪孙，生一子名元祖。元祖字护天，业儒术，元至元年间（1264—1294），曾任庆元路学官，以道学自任。元祖生四子：长子名兑，次子名鼎，三子名恒，四子即王履。

　　历史文献有关王履的记载十分简略，难以详细了解其生平。《医经溯洄集·伤寒三百九十七法辨》曰："余自童时，习闻此言，以为伤寒治法，如是之详且备也。"明·王鏊所撰《姑苏志》曰："学医于丹溪朱彦修，尽得其术。"据此可知，王履很早便学医，成为朱丹溪的高足，尽得其术。王履生于元至顺三年（1332），朱丹溪卒于元至正十八年（1358），故王履师从朱丹溪当在26岁之前。

　　青壮年时代的王履，"笃志于学，博极群书"（明嘉靖《昆山县志·卷十二艺能》），"为诗文皆精诣有法"（清乾隆《昆山新阳合志·卷三十艺术》）。他也曾"教授乡里"（清·钱谦益《列朝诗集小传》），但治病救人与研究医学理论是他的主要事业。王履在20岁左右时，对绘画产生了异常浓厚的兴趣，尤其是山水画。在《华山图册·帙成戏作此自讥》诗跋中，其自谓："余自少喜画山，模拟四五家余卅年。"在该册《关下林中二石如虎奇不可状于是悟画之所以然》一诗中有句云："描貌三十年，接折纸绢里。"以其图成于53岁上推，其对绘画产生兴趣，当在20岁左右。他先是致力于收藏，随后又动手临摹，"孜孜焉唯是之从"，达30年之久，以致人称之为癖。王履在《华山图册·画楷叙》中，追述了这一段的学画生涯。其曰："余壮年好画。好故求，求故蓄，蓄故多，多儿不厌，犹谓未足也。复模之习之，以充其所愿欲者……人或余惩弗听也，人或余毁弗较也，人或余需弗予也，孜孜焉唯是之从。"

明洪武初，王履离开江南，告别老母诸兄，长途跋涉到陕西一带访医。明代后期大臣、著名书画家董其昌，对王履此行做了详细而生动的记载。其曰："安道精于医，自谓天下少双。闻秦中有国医，不远千里，为之佣保。凡及三年，莫窥其际。一日，忽佐片言，国医骇之曰：'子非王安道乎？'相视而笑。"（《画旨》）这一事迹，反映了王履的进取精神，亦说明当时王履的声誉已经远及陕西一带，在医学上已卓有成就。正因为王履的医学主张，早已越过千山万水而为人所知，所以"忽佐片言"，便被识破"庐山真面目"。

明洪武四年（1371），王履出任秦王（明太祖第二子朱樉）府良医所医正（《古今图书集成·医部全录》）。明初，秦王府设医正一人，属于王府长史司下良医所，官阶七品，掌管王府医务，每月薪俸禄米六石左右。洪武十一年（1378），朱樉就藩西安。在以后的十几年中，秦王朱樉因与朝廷的某些瓜葛纠纷，不时被召回京师。如洪武十七年（1384），朱樉被召回南京，不久被遣返。又如，洪武二十四年（1391），因朱樉在藩国多有过失，被召还京师，后经皇太子解劝，次年放还藩封。作为秦王府医正，王履亦随之往返，生活颇不安定，晚年境遇也是不甚如意。当他从华山返归西安途中，拜访一位友人介绍的士绅，而竟然被托病不见，于此可见一斑。

王履于洪武十六年（1383）七月，游华山，登绝顶，时年52岁。考王履《华山图册·始入华山至西峰记》可知：王履"寓长安之逾年"，会见了一位比他年纪更大的老人，他尊称为"丘丈"。这位来自新丰的长者，向王履大谈自己华山之游的收获，并邀请王履一道联袂同登。王履携自己的书童张一，于七月十八日到丘丈处，丘丈因病不能成行，遣其外孙沈生陪同王履。一行三人，自长安日夜行，于七月二十日晚至华阴，得地方官黄某的招待，并得其仆二人为登山向导。七月二十一日凌晨，王履一行五人便开始了攀登华山的壮举。王履一行先上西峰，当日留宿西峰；翌日上南峰、东峰，夜卧玉女峰。由于带粮有限与体力不支，七月二十三日下山而返。华山自古以奇险著称，绝壁千仞，悬磴时断，奇峰出天，飞鸟难上。登华山对于已届天命之年，"平素又不善步"的王履而言，不是一件易事。他攀登之际，每感体力不支，"其登也，但知喘息随之，数步一息"，常觉"筋骨如脱，喘促弗敢出一语"。此外，传统思想与华山奇险的传言，也无形中成为其精神枷锁。王履自谓："偶念东野登高阁尚称'脚脚踏坠魂'，吾今何称哉？因自咎以亲肢履此险，其孝安在！""忆登者言，遂胆掉股栗不能动。"然而，王履以"吾今判着浮生去，不见神奇不罢休"的顽强意志，克服体力上的困难和精神上的羁绊，毅然攀上华山绝顶。在饱览华山诸峰的同时，王履以纸笔自随，遇胜镜则绘图作画，赋诗留记。

王履自华山归来，曾过渭南，至骊山，后还长安，随即开始了华山图的创作。华山图还没有画完，便遭遗失；乃至他"驱车东还"之前，才由偷偷拿走的友人送回。明洪武十六年（1383）九月间，王履返回老家昆山。在路途中，"时伺病隙""于侨居小草庐中""完未完之图"，并将"自离长安后所赋诗间有与华山相关者即掇直于是"，在船上写华山之游作记作叙。抵达故里之后，王履继续绘制《华山图册》，并让随行的书童张一，帮助他回忆华山所见的种种景致，还请同乡徐仲瑜详谈畅游华山上方峰之所见，进而完善和充实了自己胸中的意象。其后，因病魔缠身，精神恍惚，体力难以支撑，时而辍笔。王履记述道："精神为病所夺……由是就卧起中，强其所不能者，稍运数笔，昏眩并至，即闭目敛神，卧以养之。"（《华山图册·披图喜甚复戏赋此》)在兄弟王立道的鼓励下,他殚精竭思,心力交瘁,历经半年,于明洪武十七年(1384)终于完成华山图。洪武十八年(1385)完成全部《华山图册》中的序记诗文,合成一帙。此时他已老病之身,"左足痿废""气与病相靡",遂将《华山图册》授予了王立道和侄儿王子绪,已不能挥毫染翰。王履殁后,为里人祀于乡贤祠。

王履的医道,传于其子子绪,以及门人许谌。子绪,字伯承,在永乐年间以医道名噪南北两京。伯承无子,尽以其术传给女婿沈仲实。沈仲实,昆山人,号松岩。其孙承先亦善医术,曾治愈县令方豪之母的疾病,受赠"助孝"二字。许谌,字元孚,自号娄愚,太仓人,博览儒书,少年时曾跟从王履游历,深造医道。许谌有诗文若干卷,有《野情集》《娄愚稿》。《古今医统大全·历世圣贤名医姓氏·皇明·许谌》评价:"盖医之白眉也。"许谌无子,尽以其学授给女婿陶浩。陶浩,字巨源,"素清俭",以治奇证有声杏林(《昆山新阳合志》)。

总体来看,王履的一生以40岁为界,可以分为两个阶段。第一阶段,在医学方面取得了明显成就,并养成了"画癖"。第二阶段,在医学方面的名声日著,在绘画上则经历了"去故而就新"的转变。

三、籍贯考证

王履的籍贯,《中医大辞典》称"昆山(今江苏昆山)人",《中国医学史》亦称"昆山(今江苏昆山)人",《中国医学通史》(古代卷)则直称"江苏昆山人",著名中医学家丁光迪亦称"昆山(今江苏昆山)人"。

元代昆山县,当为今江苏省太仓市。太仓市位于江苏省东南部,西连昆山市。据弘治版《太仓州志》卷一记载:"太仓州在苏州府昆山县治东南三十六里,即古娄县之惠安乡……弘治十年巡抚右副都御史朱公瑄,以抚安地方事奏闻，割昆山、常熟、嘉定三县地之切近太仓者立为州建州治，领崇明一县，乃隶苏州府云。"可知，昆山县靠近太仓的乡镇，在明弘治十年（1497）时划归太仓，组成了太仓州。此后，太仓、昆山的范围虽然有一些变化，但与今太仓市、昆山市基本符合。可以说，王履所处时代的昆山，比现在的昆山市大，包括今天的昆山与太仓东部部分区域。因此，王履是元末明初昆山人，但未必为"今江苏昆山人"。

　　弘治版《太仓州志》的作者桑悦，知晓王履的里籍是太仓，故在《王履传》中特别指出："王履，字安道，太仓人。"桑悦（1447—1513），江苏常熟人，明代著名学者，与王履时代相隔不久，又是王履故乡的近邻，因此其所写传记可信度较高。此外，太仓名人王世贞，在其《弇州山人四部稿》中曰："吾州王履安道，独能以知命之岁，挟策冒险，凌绝顶。"称赞王履在50岁时尚能登华山之顶。其中"吾州"表明王履与王世贞里籍同为太仓州，亦可证。

王 履

著作简介

　　王履的医学著作甚丰。据史志记载，有《医经溯洄集》（1卷）、《标题原病式》（1卷）、《百病钩玄》（20卷）、《医韵统》（100卷）、《小易赋》。惜仅《医经溯洄集》《小易赋》留于世，余均散佚。

　　关于王履的医学著作，现多依据明·李濂《医史》及《明史》记载，而两者内容多源于正德元年（1506）刊明·王鏊撰《姑苏志》，其曰："极论内外伤经旨异同，并中风、中暑辨议，名曰《溯洄集》一卷、《标题原病式》一卷、《百病钩玄》二十卷、《医韵统》一百卷。"日本静冈县立图书馆所藏明·陶华校勘的《溯洄集》，有明代名医葛哲（1389—1461）所作的《溯洄集叙》。文中记载有上段《姑苏志》内容，还明确指出王履著作有《小易赋》。其曰："我邑安道先生，博学有文，精于医。自谓万物皆备于我，非天地不能以备万物。万物备我者，《易》也。《易》在我，天地亦在我，况万物乎！于是作《小易赋》。"据此，可清楚确认王履的医学著作有5种：《医经溯洄集》《标题原病式》《百病钩玄》《医韵统》及《小易赋》。在弘志版《太仓州志》等文献中，还有王履著有《伤寒三百九十七法辨》《伤寒立法考》之说，其实都是《医经溯洄集》中的篇章。另外，在一些现代文献中记载，王履著有《医史补传》。此说在古代文献中未见记载。

　　另外，王履游华山绝顶，归而作画，作记作叙，帙称《华山图册》；现分别藏于故宫博物院、上海博物馆，为一级藏品。

一、《医经溯洄集》

　　《医经溯洄集》又名《溯洄集》，仅1卷，是王履主要的医学理论著作，比较鲜明地展现了王履的医学思想特点。书名"溯洄"，寓有对医学探本溯源之义。所谓"医经",指《黄帝内经》《难经》《伤寒论》《神农本草经》。

1. 主要内容

《医经溯洄集》共有论辩21篇,依次为神农尝百草论、亢则害承乃制论、四气所伤论、张仲景伤寒立法考、伤寒温病热病说、伤寒三阴病或寒或热辨、阳虚阴盛阳盛阴虚论、伤寒三百九十七法辨、伤寒四逆厥辨、呕吐干呕哕咳逆辨、中风辨、中暑中热辨、积热沉寒论、泻南方补北方论、五郁论、二阳病论、煎厥论、八味丸用泽泻论、小便原委论、内伤余议、外伤内伤所受经旨异同论,总计约2.6万字。

《医经溯洄集》涉及内容广泛,每篇文章短小精悍,均能从实际出发阐释经旨,无穿凿附会之弊,通俗而有说服力。各篇论述模式,基本上是首先提出一段经文,其次展示其他医家的注释,对其观点之正误加以分析,并阐发自己的观点。如四气所伤论,玩味了王冰、成无己、王海藏等所述,发现不符合经义。又如,伤寒立法考,探讨了韩祗和、庞安时、朱肱、成无己、刘完素诸家之说,认为未能阐发张仲景原意,故反复琢磨,最后形成了自己的见解。统观《医经溯洄集》全书,王履评述中论及汉代刘安《淮南子》,晋代王叔和,唐代孙思邈、王焘、王冰,宋代林亿、韩祗和、庞安时、朱肱、杨介、寇宗奭,金代成无己、刘完素、张元素、张子和、常仲明、李东垣,元代王好古、程德斋、朱丹溪等20余位学者、医家的观点和学说。

王履从"浩瀚古说中敛博为约,究理晰义,论证辨脉,一以虚实为据,是非为主,疑似为验"(葛哲《溯洄集叙》),对医经中一些理论问题,如亢害承制、寒温异治、四气发病、阴阳虚实补泻、中风辨等,阐发了不少精辟的见解。如对《素问·六微旨大论》的"亢害承制"理论,不拘泥于六气岁运之论,注重验之于人,结合临床实际,指出"亢则害,承乃制"二句,言有制之常与无制之变,由此阐发了人体自身调节的特点与机制。对于《黄帝内经》风、寒、暑、湿四气所伤之论，历代多有医家从其病因推论其病理变化；王履则注重以辨证求因的方法，分析现有病证而推其受病之原，在病因学理论上产生了深远影响。对于中风，指出中风非风，有"真中风"与"类中风"之别，二者不可相混，为临床辨证用药提供了新的指导依据。继承发挥朱丹溪"阳常有余，阴常不足"的观点，吸收刘完素"治病以泻火为主"的思想，阐发"真阴真阳"理论，倡泻心火、滋肾水治法。尤其在论述伤寒和温病的区别上，首次辨析温病、伤寒的概念，阐明温病当以里热为主的临床辨证和治疗规律，奠定了温病治疗中的清热养阴法则，促进了温病学派与伤寒学派的分化。全书充分体现了实事求是的精神，对后世医学的发展有很大影响。

《四库全书总目提要·子部十四》评价："观其历数诸家，俱不免有微词，可谓少可而多否者；然其会通研究，洞见本原，于医道中，实能贯彻源流，非漫为大言以夸世者也。"

2. 著书年代考

《医经溯洄集》的著书年代，《中医图书联合目录》等多记载为明洪武元年（1368），王履37岁时。从《医经溯洄集》的内容、王履的生平来看，《医经溯洄集》当完成于1371至1383年间。

王履撰写本书的时间，不可能在元代。因书中已有"元泰定"等语，到明代才称前朝冠以"元"字，一般同在元代则直称泰定即可。同时，也不可能在洪武元年，因为若于此时刊行，则其多数篇章，亦必完成于元季。更于该书第四篇《张仲景伤寒立法考》中，论及有感于"叔和搜采仲景旧论之散落者以成书，功莫大矣。但惜其既以自己之说，混于仲景所言之中，又以杂脉杂病，纷纭并载于卷首，故使玉石不分，主客相乱"，为此王履准备重新"编类其书"，"然有志未暇，姑叙此，以俟他日"。元末（1356—1368），王履居住的江苏昆山，战事争夺很剧烈；迄元至正二十五

年（1365），朱元璋攻陷平江（吴县），杀张士诚；下庆元（宁波），俘方
国珍，始定江淮，说明那时王履的处境是不安定的，而不是"未暇"。其
有志而"未暇"的时候，当主要在任秦府良医正期间，那时环境安定，但
工作却忙碌。王履于明洪武十一年（1378），随朱爽去西安；洪武十六年
（1383）登华山后，用了将近两年的时间完成《华山图册》，而且是在常犯
昏眩的情况下坚持完成的。"时伺病隙""完未完之图"，那么此时又不是
"未暇"而是多病，而病隙则主要致力于《华山图册》。如此看来，《医经溯
洄集》可能完成于洪武十六年（1383）以前，洪武四年（1371）任秦府良
医正以后。而其他医学著作则可能成于元季，即王履的中年时代，但因战
乱的影响，可能由此很早就佚失了。因此可以认为，《华山图册》和《医经
溯洄集》是王履的后期作品。这两部作品，体现了他在画艺诗文以及医学
理论修养上的成熟程度，并且流传下来。

　　另外，因其处于良医正的职位，才能有机会看到大量古今医籍，才可
能促成《医经溯洄集》这部论辩性医学理论著作的完成。因为宋元时代印
刷术虽已应用，但出版业仍很落后。朱丹溪在44岁那年（1324），才从罗
知悌处看到刘完素、张从正、李东垣、王好古的著作。在此后的三四十年
间，情况不可能有明显改善，且在王履25～37岁期间战乱连年时更为如
此。在明初，王府藏书很多，那时王履也正值学验日丰的39～52岁，且
精力充沛，因而表现出比较成熟的分析和批判能力。

二、《小易赋》

　　《小易赋》，仅1卷，又名《针灸小易赋》《（校正）昆山王先生小易
赋》，约撰于14世纪中期。明清书目，如《近古堂书目》《玄赏斋书目》
《绛云楼书目》等，均载有此篇。

此书为歌赋体，介绍了人体各部的生成过程、位置、名称及功能，包括经络、腧穴方面的内容，简明有序。王履认为，《周易》论天、人、地之间大的易理，而人体则具有小的易理。其将人体之理以歌赋形式进行阐发，故书名曰《小易赋》。此赋先论人之胚胎生成，诸脏先后；进而论及三焦、八脉、经、骨、筋脉随后而生，百体备全，灵光入体，离母而起；谷入于中，脉道以滋，知觉日增，聪明益至；又阐述躯体形骸部位及名称，脏腑高下，通道各门及功能，六经循行，气血多少等。这种骈体文章，显示了王履善于诗文的功力。除一般四六对句之外，还有 20 余字之长联，甚为难得。整篇《小易赋》共 2500 字，对全身藏象、名位与机理的阐发，其旨趣可于回环诵读中得之。

《小易赋》在国内尚未见单行刊本，仅在《针灸集书》卷上载有此赋全文，使这一名篇得以流传。《针灸集书》又名《针灸详说》，共 2 卷，由明·杨珣编辑而成，成书于明正德十年（1515）。卷上主要集录针灸歌赋、各家针论，卷下为循经考穴专篇。由于杨珣曾任职太医院，能够接触到较多珍贵医书，因此在编辑《针灸集书》时，参考了大量明以前的针灸文献，国内已佚的珍贵针灸文献，赖此书得以传世。

三、亡佚医书

（一）《百病钩玄》

《百病钩玄》20 卷，惜已失传。由朝鲜许俊所著，成书于朝鲜光海君二年（1610）的《东医宝鉴》中，有关于《百病钩玄》的记载。如《东医宝鉴·内景篇》论"历代医方"时，记载引用的 83 种书目，其中论及"《百病钩玄》二十卷，本朝王履所著，字安道"。《东医宝鉴》中引用《百病钩玄》文共 6 处。

（二）《医韵统》

《医韵统》共计 100 卷，惜已失传。清代道光咸丰年间，医家曹禾（？—1861）曾推测，《医韵统》经明·徐春甫改韵、归类、增损，而成《古今医统大全》。其曰："明祁门徐春甫云:《钩玄》《医统》二书若存，利济民生匪浅。因撰《古今医统》一百卷，既仍其名，复仍其卷。意春甫本有二书，但改韵归类增损而成己作耳。"（《医学读书志·卷下·元王氏履》）

（三）《标题原病式》

《标题原病式》，1 卷，已失传。书籍内容，未查见相关记载。

四、《华山图册》

《华山图册》完成于明洪武十八年（1385），是王履重病缠身时的呕心沥血之作，标志着王履绘画创作的最高成就，是中国美术史上的不朽杰作之一。《华山图册》的内容，由画 40 幅、记序叙跋 10 余篇、诗 150 余首三部分组成；其中淋漓尽致地展现了王履的才能，是历来研究王履的第一手资料，于其医学思想研究亦至关重要。

《华山图册》中，通过描绘《山外》《玉泉院》《瀑布》《镜泉》《上方峰》《日月岩》《百尺幢》《千尺幢》《苍龙岭》《希夷匣》《巨灵迹》《避诏岩》等奇秀多变的景致，生动地表现了西岳的雄奇、险峻和质感。作为一组以写实、造型为重点的绘画作品，王履在画面上既具体又细微地刻画了华山的重岗叠岭、深涧奔泉，又运用云雾烟水的虚景以映衬和烘托，从而起到"虚实相生""以小见大""景少意深"的艺术效果。画面沿用南宋马远、夏圭技法，为了表达华山的"奇险"，王履自出新意，用笔更加简练、凝重。

《华山图册》中，《重为华山图序》《画楷叙》《游华山图记诗叙》《始入山至西峰记》《上南峰记》《过东峰记》《宿玉女峰记》《披图喜甚戏赋此》等记、序、叙、跋，记录了王履的绘画理论。王履对画艺创作理论有独到的看法，对山水画创作与自然物象之间的关系、意与形的关系、学习传统与创新的关系等，都有一些独到的论述。在《华山图册·宿玉女峰记》中，王履坦率地批判了自己离开对大自然的观察体验，一味在古人作品中临摹的旧习。其曰："见奇秀天山，乃知卅年学画，不过纸绢者展转相承，指为某家数、某家数，以剽其一二，以袭夫画者之名。"又曰："吾师心，心师目，目师华山。"（《华山图册·重为华山图序》）指出创作来源于意境，而意境则来源于观察实际，而不只是纸绢相承。若谓图以传神，记以志事，诗道性情，则《华山图册》确能充分地反映王履倔强的性格、求实的作风、进取的精神和创新的风格。例如，其诗曰："（入山）庐山秀在外，华山秀在里，要识真面目，即彼轩巢是……吾今判着浮生去，不见神奇不罢休。"其登"苍龙岭"曰："岭下望岭上，夭矫蜓蜿飞，背无一刃涧，旁有百丈垂；循背匍匐行，视敢纵横施？惊魂及附魄，往往随风吹；午日晒石热，手腹过蒸炊，大喘不可当，况乃言语为；人急足自缚，偷眼群峰低，烟烘浪掩掩，日走金离离，松头密如麻，明灭无断期；谁知万险中，得此希世奇，真勇是韩愈，乃作儿女啼。"

《华山图册》为纸本册页。每图纵 34.5cm，横 50.5cm，多为水墨，亦有部分设淡色，每图上自题诗一首，共 40 页；自作记 8 页；图外诗 112 首，合自跋为 14 页；《游华山图记诗叙》1 页；《重为华山图序》2 页；《画楷叙》1 页，共计 66 页。《华山图册》全帙，分别入藏故宫博物院与上海博物馆。其中，《重为华山图序》《画楷叙》《游华山图记诗叙》《始入山至西峰记》《上南峰记》《过东峰记》《宿玉女峰记》《披图喜甚戏赋此》及跋语，著录中画外游诗自《入山》至《第二关……古藤疑为蛇惕然》之原迹，藏于上海博物馆；其余全部藏于故宫博物院。详细著录《华山图册》之书，有朱存理《铁网珊瑚》卷二十二，卞永誉《式古堂书画汇考》卷六，但两书著录皆有讹误。

王 履

学术思想

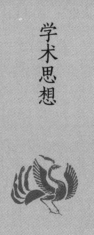

一、学术渊源

（一）学于丹溪

据《姑苏志》《医史》《明史》记载，王履"学医于丹溪朱彦修，尽得其术"；明·李梴《医学入门·集例》曰："学医于丹溪先生，尽得其术。"朱丹溪（1281—1358），字彦修，名震亨，浙江义乌人，世居丹溪；学者尊之为丹溪翁，为金元四大家之一。朱丹溪认为，人身"阳常有余，阴常不足"，创"相火论"；临床上注重"滋阴降火"，因而又有"滋阴派"之称。王履重视心肾，认为心肾是生命活动之根本，指出"心是火之原，阳气之根；肾是水之主，阴气之根"；强调补肾水、泻心火。其论本于朱丹溪。从王履撰写的《医经溯洄集》来看，其论述话题，诸如亢害承制、中风、五郁、求属、伏寒等，在《格致余论》《局方发挥》《丹溪心法》等朱丹溪著作中都有所涉及。

丹溪学派尊崇经典，强调"一断于经"。王履继承了这种学风。朱丹溪学医于罗知悌，罗知悌又师从刘完素。当朱丹溪初学医，见到《太平惠民和剂局方》时，便悟出："操古方以治今病，其势不能以尽合，苟将起度量，立规矩，称权衡，必也《素》《难》诸经乎！"后来，罗知悌将刘完素、张从正、李东垣诸书授于朱丹溪时，"为之敷扬三家之旨，而一断于经"（戴良《丹溪翁传》），且曰："学医之要，必本于《素问》《难经》……尽去而旧学，非是也。"（朱濂《故丹溪先生朱公石表辞》）朱丹溪此后"涣焉无少凝滞于胸臆。迨数年之间，声闻顿著，翁不自满足，益以三家之说推广之，去其短而用其长，又复参之以太极之理，《易》《礼记》《通书》《正蒙》诸书义之，贯穿《内经》之旨，以寻其指归"（戴良《丹溪翁传》）。王履师从于朱丹溪，尽得其传，尤其提出要溯洄于医经，取法乎上，以医经为医道之指归。从其所论，充分证明了这一点。从而可知，罗知悌、朱丹溪、王履，确是一脉相承。

（二）尊崇医经

王履论医，多在金元各家的理论上，再加以发挥和补充，而观点立意总是建立在医经基础上。其将《黄帝内经》《难经》《伤寒论》《神农本草经》，奉为中医理论之渊薮并极为尊崇。如其论及《伤寒论》时，认为"仲景盖言古人之所未言，大有功于古人者"，又曰："夫仲景法之祖也，后人虽移易于穷，终莫能越其矩度。"（《医经溯洄集·张仲景伤寒立法考》）王履阐发医理之目的，在于揭示"经之本旨"。如《医经溯洄集·四气所伤论》曰："余今所推之义，乃是《素问》本旨，当自作一意看。"对于各家理论不足的判定，亦是强调其"不得经旨"。如《医经溯洄集·泻南方补北方论》曰："经曰：不能治其虚，何问其余，此之谓也。余每读至此，未尝不叹夫越人之得经旨也，而悼夫后人之失经旨也。"

王履不仅深入钻研经旨，还辩驳他人对医经的质疑，维护医经之权威。如对于《素问·生气通天论》《素问·阴阳应象大论》中，记载春伤于风、夏伤于暑、秋伤于湿、冬伤于寒，没有提到燥，而"五运六气七篇，所叙燥之为病甚多，何哉？"的质疑，王履辩驳说："运气七篇与《素问》诸篇，自是两书，作于二人之手，其立意各有所主，不可混言。王冰以七篇参入《素问》之中，本非《素问》元文也。"（《医经溯洄集·四气所伤论》）其认为运气七篇内容为王冰参入，不能把运气七篇当作《黄帝内经》原义，或者用以解释原义。对此，日本汉医考证学者望元英赞曰："履云：运气七篇者，自是出于二人之手。卓识哉。"（《医官玄稿》）对《伤寒论》的异议，王履亦从《伤寒论》并非全书、《伤寒论》中掺杂王叔和之意、《伤寒论》专为中而即病之伤寒而作、医家未得张仲景本意等角度进行辩驳。总之，王履非常尊崇医经，尤其是《黄帝内经》与《伤寒论》。

（三）汇通各家

王履论医，汇通各家，融会贯通；取其切实之论，而抛其空泛之说。《小易赋》一书融会各家之见解；《医经溯洄集》一书则广征博引，论及汉代刘安的《淮南子》，晋代王叔和，唐代孙思邈、王焘、王冰，宋代林亿等20余位学者、医家的观点和学说。

金·李东垣是《医经溯洄集》中提到最多的医家。如"东垣"有22处，见于"呕吐干呕哕咳逆辨""中风辨""中暑中热辨""五郁论""八味丸用泽泻论""内伤余议"等6篇。王履称"夫东垣，先哲之出类者也"（《医经溯洄集·内伤余议》）。其内外伤分类说，源自李东垣，但对"阴火"之论则存有异议。

晋·王叔和曾任太医令，对脉学有深刻的研究，并整理张仲景之书。《医经溯洄集》中，提到"叔和"有12处，集中见于"张仲景伤寒立法考""伤寒三十九法辨"2篇。王履非常认可王叔和的贡献，称赞"叔和搜采仲景旧论之散落者以成书，功莫大矣"（《医经溯洄集·伤寒三百九十七法辨》）。同时他还指出，王叔和在整理张仲景《伤寒杂病论》遗稿过程中，进行了重新编次，还掺杂了个人的见解，使"玉石不分，主客相乱"。

金·刘完素，字守真，河间人，世称刘河间。刘完素依据《素问》病机19条，阐明了六气皆能化火的理论，治疗上多用寒凉药物。其火热之论对后世温病学家有所启发。《医经溯洄集》中，"河间"出现7次，"守真"出现4次，见于"亢则害承乃制论""中风辨""张仲景伤寒立法考""伤寒三阴病或寒或热辨"等4篇。王履对刘完素评价甚高，其曰："夫守真者，绝类离伦之士也。"（《医经溯洄集·伤寒三阴病或寒或热辨》）其对刘完素亢害承制论极其推崇，并在此基础上进行阐发；对于伤寒三阴病的认识，亦在刘完素"六经传受皆是热证"的基础上，加以发挥。对温病病机的阐发中，所谓"气郁发热"，亦是基于刘完素"怫热内郁"之说。

唐·王冰，在唐宝应年间（762—763）任太仆令，故后人亦称"王太仆"。他编次、注释《素问》九卷。因原书第七卷早佚，故以其所藏《天元纪大论篇》等七篇补入，改编成二十四卷，成书于唐宝应元年（762）。《医经溯洄集》中，"太仆"见8处，"王冰"见2处，见于"亢则害承乃制论""四气所伤论""积热沉寒论""五郁论""小便原委论"等5篇。王履明确指出，《素问》中有王冰补入内容。其曰："运气七篇与《素问》诸篇，自是两书，作于二人之手，其立意各有所主，不可混言。王冰以七篇参入《素问》之中，本非《素问》原文也。"（《医经溯洄集·四气所伤论》）王履推陈《黄帝内经》经旨，多在王冰的注释基础上，进一步发挥。

金·成无己是注解《伤寒论》的第一家，著有《注解伤寒论》《伤寒明理论》。王履研究《伤寒论》，亦参考了成无己的注释。《医经溯洄集》中，"无己"有10处，见于"四气所伤论""张仲景伤寒立法考""伤寒三阴病或寒或热辨""伤寒三百九十七法考""伤寒四逆厥辨""呕吐干呕哕咳逆辨"等6篇。

对于各家之论，王履不随文演义、人云亦云，有自己的判断，力求择善而从之，其不善者而改之，力排众说，直抒己见。《四库全书总目提要》评价王履说："观其历数诸家，俱不免有微词。"其对医家观点之批评，确实比较尖锐。如评王好古关于四气所伤的注解，指出"王海藏立论，则推求过极，欲异于人，殊不知反穿凿缀缉乖悖经旨，有不可胜言者。此先儒所谓，如大军游骑，出大远，而无所归矣"（《医经溯洄集·四气所伤论》）。再如，评张从正关于亢害承制的论述，指出"斯言也，推之愈详，而违《经》愈远矣"（《医经溯洄集·亢则害承乃制论》）。但其自言"呜呼！予非好斥前人之非，盖为其有害大义，晦蚀《经》旨，以误后人，故不敢诿顺而嘿嘿耳！然而逾之罪，固已自知，其不得辞矣，但未知观者，以为何

如？"(《医经溯洄集·四气所伤论》)

（四）治学有道

王履的学术成就，除源自认真研读和体会医经经旨、朱丹溪之论、各家学说以外，还在于其治学有道，读书有法，论理有原则。治学有道，是王履取得学术成就的基础，也是《医经溯洄集》自始至终的特征之一。

1.读书方法

王履有着一套值得重视和借鉴的读书方法，其言"不善读书者，往往致乱"(《医经溯洄集·中风辨》)。很大程度上，正是得益于良好的读书方法，才能不入窠臼；对许多学术问题，在先哲见解基础上，继续阐发自己的深邃认识，在学术上具有较高的造诣。归纳王履的读书方法，主要有以下几点。

①读书而不迷信书。王履推崇孟子所谓"尽信书，则不如无书"之说，引为读书之座右铭，言读书概不能信而不疑，而必亲自考证。如在《医经溯洄集·神农尝本草》中，因"先正谓淮南之书多寓言"，便由此推断"神农尝百草，一日七十毒"亦当为寓言。但其并未仅仅据此做出结论，而是深入地剖析其中原由，从6个方面提出论据，以佐证此说。

②读书抓住关键。王履强调读书重在抓住肯綮，契其要害。其曰："读仲景之书，当求其所以立法之意；苟得其所以立法之意，则识其书足以为万世法……苟不得其所以立法之意，则疑信相杂，未免通此而碍彼也。"(《医经溯洄集·伤寒立法考》)其读张仲景之书，重在求其意，着眼于辨证论治之大法，不胶柱鼓瑟，泥于一方一药。王履指出，泥其方，则方枘圆凿，不知化裁，临证无可用之方；取其法，则活法圆通，临证无不可治之病。基于这种思想，王履借伤寒之法以治杂病，将张仲景之义推而广之，可谓得张仲景立法之意。究其读书方法，则体现了重视抓住关键。正如王履所言："若知此意，则犹庖丁解牛，动中肯綮矣。"(《医经溯洄集·伤寒三

阴病或寒或热辨》）今人阅读医学古籍，即是为继承前人学术思想，指导临床以提高疗效，而高效读书之法，在于契中书中之要害。历代中医典籍汗牛充栋，其中有洋洋百万言之大作。若不善于契其要害，即便是终身啃书，恐亦无济于事，故抓住书中要害，不失为读书要法。由此推而广之，从作者字里行间读出弦外之音、象外之旨，是至关重要的。

③读书独立思考。王履就此说道："先哲有言，凡读书不可先看注解，且将经文反复而详味之，待自家有新意，却以注解参校，庶乎经意昭然，而不为他说所蔽。若先看注解，则被其说横吾胸中，自家意无新意点。"（《医经溯洄集·泻南方补北方论》）此亦是读书诀窍之一。在《医经溯洄集·中风辨》中，王履历考经旨和诸家之说，循序渐进，先将经旨，以及刘完素、李东垣、朱丹溪三位医家对中风的认识阐述于前；经过总结、思考，指出"昔人，三子之论，皆不可偏废"。并在继承先哲理论的基础上，提出新的见解。谓"因于风者，真中风也；因于火，因于气，因于湿者，类中风而非中风也"。以真中风、类中风之分类，进一步丰富了中风的病机理论。这不仅说明其学出有自，也表明个人的研究成果和前辈的学术影响是分不开的。

④读书尽可能"类聚而观之"（《医经溯洄集·呕吐干呕哕咳逆辨》），即对同一书或不同书上的相似内容，放在一起相互参照，通过比较分析进行学习，这样更易得出正确的结论。从《医经溯洄集》中21篇医论来看，每篇医论均涉及一个或一个以上专题。而对每个专题，王履均会引经据典，分析评论相关论述，可知其是类聚而读书的。后贤诸如张景岳、张志聪研究《黄帝内经》，徐灵胎、柯韵伯、尤在泾阐发《伤寒论》，每都运用此法，亦值得今人借鉴。

2.论理原则

王履论医能够"极深医源，直穷奥妙"，与其在论理过程中始终贯彻一定原则密切相关。

其一，平易说法。王履主张，对于经典著作的解释，"但只轻轻平易说去，则经旨自明，而无穿凿之患"（《医经溯洄集·四气所伤论》）。其认为推求太过，求深反晦，乖悖经旨，"此先儒所谓，如大军游骑，出大远，而无所归矣"（《医经溯洄集·四气所伤论》）。例如，《素问·生气通天论》曰："阳气者，烦劳则张，精绝，辟积于夏，使人煎厥。"王冰注曰："烦扰阳和，劳疲筋骨，动伤神气，耗竭天真，则筋脉弛张，精气竭绝，既伤肾气，又损膀胱，故当于夏时，使人煎厥。"王履认为，原文本浅显易懂，反而被王冰愈解释愈复杂，即所谓"其旨昭然，若无待于解者，何注释之乖远如此乎？"王履阐释说："过动而张，亦即阳气亢极而成火耳！阳盛则阴衰，故精绝。水不制火，故亢。火郁积之甚，又当夏月火旺之时，故使人烦热之极，若煎迫然而气逆上也。"（《医经溯洄集·煎厥论》）其在平易中阐明经义，不咬文嚼字，通俗易懂。

其二，明理致用。王履认为，"理与法通，不必拘于文也"（《医经溯洄集·四气说上论》），阐发经旨贯彻明理致用的原则。例如，《黄帝内经》等经典著作原文中，有许多"必"字，如"冬伤于寒，春必病温"等。王履认为，不能把"必"看成"一定不易"，当理解为"必然之道"，即"遂谓冬伤于寒，必得病于春；其冬伤寒而即病者，反置而不论"。文理要服从于医理，不能舍本求末，进而引申到阅读经文，认为"读者当活法，勿拘执"。如"《素问》之或言'必'，或不言'必'者，盖不可胶为一定……经中每有似乎一定不易之论，而却不可以为一定不易者。如曰热厥，因醉饱入房，而得热中消中者，皆富贵人也，新沐中风，则为首风，如此之类，岂一一皆然哉"（《医经溯洄集·四气所伤论》）。

其三，实事求是。王履"笃志于学，博极群书"，反对"将相循习而不求"，也反对"舍迩求远，委曲衍说"，主张实事求是。其重视临床，强调阐发医理当符合临床实际。其不死抠经文，敢于评说前人的学术思想，根据临床实践引申经旨，择善而从之，其不善者而改之。如论述风、寒、暑、湿四气所伤之论时，抛开历代医家从病因推论疾病病理变化的方法；从临床实际出发，以现有病情剖析病源，强调"审证求因"在辨治疾病中的重要性。

综上所述，王履在学术上的造诣，很大程度上与其治学理念及方法有关。因此，其在学术研究中不拘泥于前人之说，实事求是地探讨医理，且有独到见解。

二、学术特色

（一）深研《黄帝内经》，推陈微旨

王履尊崇《黄帝内经》，对《黄帝内经》中某些医理，如亢害承制、四气发病、五郁治法等，有独到的评述和阐发。其论述方式，基本是先提出一段经文，其次展示各家注释，再对其观点加以辨析与评述，最后阐发己见并推陈经旨。

1. 阐发亢害承制

亢害承制，出于《素问·六微旨大论》，其曰："帝曰：愿闻地理之应六节气位何如？岐伯曰：显明之右，君火之位也；君火之右，退行一步，相火治之；复行一步，土气治之；复行一步，金气治之；复行一步，水气治之；复行一步，木气治之；复行一步，君火治之。相火之下，水气承之；水位之下，土气承之；土位之下，风气承之；风位之下，金气承之；金位之下，火气承之；君火之下，阴精承之。帝曰：何也？岐伯曰：亢则害，承乃制。制生则化，外列盛衰，害则败乱，生化大病。"《黄帝内经》的这一理论，引起了历代医家的重视，并从不同角度加以诠释。唐·王冰联系自然现象，阐释亢害承制理论，强调四时各种正常的自然现象中，均寓有承制之理。这种承制的存在，有利于万物生化，使自然界保持平衡。金·刘完素强调五运六气间的相互承制，是维持自然界各种事物正常运动的必要条件。其曰："夫五行之理，甚而无以制之，则造化息矣。"（《素问玄机原病式·寒类》）刘完素还提出反兼胜己之化的理论。如"故《经》曰：亢则害，承乃制。谓己亢过极则反似胜己之化也"（《素问玄机原病式·燥类》）。说明六气偏亢过极之时，表现出相互间的承制，出现反兼胜己之化的异常现象。王履赞同王冰、刘完素对"亢害承制"的看法，认为"王太仆发之于前，刘河间阐之于后，圣人之蕴，殆靡遗矣"，但又言"学者尚不能释然，得不犹有未悉之旨"。因此，王履在《医经溯洄集·亢则害承乃制论》中，对"夫太仆、河间已发挥者，兹不赘及，其未悉之旨，推而陈之"，阐明亢害承制是"造化之枢纽"，以及"造化之常，不能以无亢，亦不能无制"的观点，并结合临床实际，深刻阐述了亢害承制的临床指导意义。

（1）亢害承制的内涵

王履对于"亢害承制"，不囿于经文，不随文训释，亦不妄行附会，进行了全新的注释。其曰："亢者，过极也；害者，害物也；制者，克胜之也。"尤其对"承"字，其注释曰："承，犹随也……有防之之义存焉"，"承"有"随"和"防之"二义，较前人解释为"接着"之义，文理贯通，使亢害承制之义有了变化。亢害承制义有二：一是当某气不亢时，其制约之气仅仅是"随""防之"而已，克胜之功能不会显示；二是当某气亢盛时，其制约之气就要克服以平之，克胜功能就会显示，即"亢为气之甚，承可以防其甚"。对于亢害承制的内涵，其曰："'亢则害，承乃制'二句，言抑其过也。'制生则化'至'生化大病'四句，言有制之常，与无制之变也。"

王履从"亢而自制"与"亢而不能自制"加以概括，指出亢害承制有正常与异常两个方面，即"亢而自制"为正常，"亢而不能自制"为异常。

①亢而自制。某气不亢盛，或某气由不亢到亢时，制约之气"随之"或"克而胜之"，防其亢盛，以维持相对平衡。这种情况是"亢害承制"的正常情况，王履称之为"亢而自制"，也叫"有制之常"。

某气不亢盛时，制约之气是"随之""防之"。如自然界木气、火气正常生化，无多风多热之变，这时制木之金与制火之水仍存在，仅仅是随之而已，以防木气、火气亢盛。"所承也，其不亢则随之而已。故虽承而不见"。这种平衡调节体现在日常中，所以作用表现不明显。

某气亢盛时，制约之气的表现是"克而胜之"。如木气甚则多风，在甚而未至过极时，制木之金便起而制木，使木气重新恢复正常。再如，火气甚时多热，在甚而未至过极时，制火之水便起而制火，使火气正常，重新维持相对的平衡状态。"既亢，则克胜以平之，承斯见矣"。

②亢而不能自制。当某气亢盛过极时，制约之气无法克胜这种盛极之气，五行之间的平衡关系遭到破坏，就表现出"亢而不能自制"的情况，也叫作"无制之变"，是"亢害承制"的异常情况。如自然界木气、火气盛极，生化反常，制木之金与制火之水无力制约，就会出现气候异常，木盛多风，火盛多热。

（2）亢害承制是造化枢纽

王履对亢害承制理论推崇备至，称为"造化之枢纽"，并加以推理阐发。

①造化不可常。自然界的一切事物都在不断运动和变易，宇宙万物没有固定不变者。故王履曰："故易也者，造化之不可常也。唯其不可常，故神化莫能以测，莫测故不息也，可常则息矣。"这里所称的"常"，指固定、静止、不变。即任何事物停止运动变化，则生命就会停止；只有处于不断

的运动变化中，万物才会有生命力。其曰："尝观夫阴阳五行之在天地间也，高者抑之，下者举之，强者折之，弱者济之。盖莫或使然，而自不能不然也。不如是，则高者愈高，下者愈下，强者愈强，弱者愈弱，而乖乱之政日以极矣，天地其能位乎。虽然高也，下也，弱与强也，亦莫或使然，而自不能不然也。"虽然天地万物无时无刻不在变动之中，但普遍存在着相互生化、相互制约、相互协调、相互平衡的现象。

②造化之常，不能无制。保证无时无刻不在变动之中的天地万物维持相互平衡，必然有其制约和协调的机制，这一机制是"亢害承制"。王履曰："造化之常，不能以无亢，亦不能以无制。"其转引《素问·六元正纪大论》曰："厥阴所至为风生，终为肃；少阴所至为热生，终为寒之类。其为风生，为热生者，亢也；其为肃为寒者，制也。又水发而为雹雪，土发而飘骤之类。其水发、土发者，亢也；其雹雪、飘骤者，制也。"

制则生化，有了承制，万物方可生化不息。王履曰："有所制，则六气不至于亢而为平；平则万物生生，而变化无穷矣。"王履指出，《黄帝内经》原文中"制生则化"，当为"制则生化"；因为"化为生之盛，故生先于化也"。其曰："制生则化，当作制则生化，盖传写之误，而释之读之者，不觉求之不通，遂并遗四句而弗取。"

"亢而不能自制"，则出现灾害。王履指出，同为"生化"二字，上文、下文"生化"之意不同。如"上生化，以造化之用言；下生化，以万物言"。因此，下文"害则败乱，生化大病"的含义，是"言既亢为害，而无所制，则败坏乖乱之政行矣。败坏乖乱之政行，则其变极矣。其灾甚矣，万物其有不病者乎。生化，指所生所化者言，谓万物也，以变极而灾甚，故曰大病"。说明自然界之气"亢而不能自制"时，会出现灾害。

③造化之道，可复其常。王履强调，承制是自然而然的现象，无时不在。其曰："亢则害，承乃制者，其莫或使然，而自不能不然者欤。"又曰：

"迎之，不知其所来；迹之，不知其所止。固若有不可必者，然可必者，常存乎杳冥恍惚之中，而莫之或欺也。"即使"亢而不能自制"，亦会在自然界内在平衡机制下，最终还是会恢复正常。如其所言，"若天地之气，其亢而自制者，固复于平，亢而不制者，其孰助哉？虽然，造化之道苟变至于极，则亦终必自反，而复其常矣"。说明"亢"与"承"不是静止的、孤立的、绝对的，而是动态的、辩证的、相对的，是不断破坏平衡又不断取得新的平衡的矛盾发展过程。

（3）亢害承制使"五脏相平"

王履结合人体实际而求之于人，指出亢害承制是人体调节平衡机制。其曰："亢则害，承乃制之道，盖无往而不然也，唯其无往而不然，故求之于人，则五脏更相平也。"亢害承制是自然界生化之常与变的机制。由于亢害承制的普遍性，亢害承制亦是人体自我调节平衡的基本规律。以人体五脏而言，亢害承制使五脏相平。对此，王履从以下三个方面进行了深入阐发。

①人体之造化"不能以无亢"。"亢"可概括为气之甚。生命常态下的"亢"具有生化作用，是生命运动变化的推动力。如木甚则为风，火甚则为热，不甚便无风无热，从而失去了木、火的作用。从这个意义上说，"亢"是维持生命所必需的。

②人体有"亢而自制"和"亢而不能自制"两种情况。如同少火变为食气之壮火，"亢"也有一个从常态到病态的演变过程。生命常态，是"亢而自制"的状态。"以人论之，制则生化，犹元气周流，滋荣一身，凡五脏六腑四肢百骸九窍，皆借焉以为动静，云为之主。"五脏按木、火、土、金、水五行而相生相克，五脏相平，保持相对的平衡协调。某一脏若不亢盛，则相克的另一方只是防其太过，作用并不显现；若某一脏亢盛，则相克的另一方起而制之，克其盛而平之。"五脏更相平，非不亢而防之乎？一

脏不平，所不胜平之，非既亢而克胜之乎？"如以心为例，当心火不亢盛时，制心火之肾水随之而已，以防心火亢盛。当心火亢盛时，肾水便起而制约心火，使心火恢复正常，从而保证心肾乃至五脏之间的动态平衡。人体若"亢而不能自制"时，则会发生疾病。"生化大病，犹邪气恣横，正气耗散，凡五脏六腑四肢百骸九窍，举不能遂其运用之常也。"如心火盛极，肾水不能制约，就可出现"心火亢盛"的病证。

③"亢而不能自制"时需要干预。王履进一步阐述了亢害承制论在临床上的指导意义。其曰："且夫人之气也，固亦有亢而自制者，苟亢而不能自制，则汤液、针石、导引之法，以为之助。"其意为疾病治疗当制其亢，除其害，以药物、针石、导引等，帮助恢复人体自制能力。这里，王履高明地道出：首先是人体本身存在着自我调节的自制功能，来克服一时性的不正常（亢）；只有当"亢而不能自制"，机体自制功能暂时地丧失或降低时，才需要医药手段；而医药手段也只能是"为之助"，帮助恢复自制能力，因为"制则生化"，体内各机能间相互制约的调节，才是维持正常生理活动的关键。对于五脏疾病，若能充分运用五脏生克制化的关系，则有利于调动机体的自我调节功能。如肾主水，水肿之病，其本在肾而其制在脾；土克水，正常情况下，脾阳健运则水湿不能泛滥；若肾水泛滥，则可温运脾阳以制水，方用实脾饮之类，此即敦土利水之法。又如，肝木过旺，表现头胀、胁痛、胸闷太息。治疗上，在用疏肝理气法治本脏之外，配合佐金平木之法。如用柴胡疏肝散加金沸草、枇杷叶之类。

王履阐释亢害承制论，不侈谈岁运，而是结合人体实际，用于探讨人体生命活动、病理变化及疾病治疗的原则，其论述是十分精湛的。其意义在于从整体上动态地说明人体生命活动和病理变化，并说明人体内部本来就存在着"自制"的调节能力，可以克服一时性的不正常（亢），维持正常生命活动。金·张从正立足五行生克胜复的循环运动，来解释所谓"当春旺之时，冬令犹在，即水亢也。水亢极，则木令不至矣。木者继冬而承水也，水既亢，则害其所承矣，所以木无权也，木无权，则无以制土，土既旺，则水乃受制也"。王履则力驳其非，指出"斯言也，推之欲详，而违经愈远矣"，认为过于拘泥于五行的框架，则势必限制和束缚人们的思想，难以抓住问题的症结。王履能以实事求是的态度，立足人体生命活动和病理变化的实际，故能脱却前人之窠臼，避迁曲而得真诠。

2. 分析四气所伤

《黄帝内经》有风、寒、暑、湿四气伤人致病之论。如《素问·生气通天论》曰："春伤于风，邪气留连，乃为洞泄；夏伤于暑，秋为咳疟；秋伤于湿，上逆而咳，发为痿厥；冬伤于寒，春必病温。"《素问·阴阳应象论》曰："冬伤于寒，春必病温；春伤于风，夏生飧泄；夏伤于暑，秋必疟；秋伤于湿，冬生咳嗽。"历代医家都是以病因释病名，即从四气之因，推断致病之理，不免牵强穿凿，难以窥全。王履则从临床实践出发，专门撰述《四气所伤论》一篇，主张通过病证而推求其病因，并详细分析阐发了四气所伤的机理。

（1）提出当以病证推求病因

关于四气所伤之论，王履提出"因病始知病原之理"，应根据当下的病证，剖析推求其病因，方能与临床相符。其曰："夫风、暑、湿、寒者，天地之四气也，其伤于人，人岂能于未发病之前，预知其客于何经络，何脏腑，何部分，而成何病乎？及其既发病，然后可以诊候，始知其客于某经络，某脏腑，某部分，成某病耳。注释者，苟悟因病始知病原之理，则于此四伤，不劳余力，自迎刃而解矣。"又曰："夫洞泄也，痎疟也，咳与痿厥也，温病也，皆是因其发动之时，形诊昭著，乃逆推之，而知其昔日致病之原，为伤风、伤暑、伤湿、伤寒耳，非是初受伤之时，能预定其今日必为此病也。"其强调以四气之因推断致病机理，不符合临床事实。因为洞泄、痎疟、咳嗽、痿厥、温病等，都是在发病以后，根据所诊察到的疾病症状表现，分析致病之因为伤风、伤暑、伤湿、伤寒，并非最初感受外邪之时，就能够预定后来必然要发生某病。以"春伤于风，夏生飧泄"而言，"因洞泄、飧泄之病生，以形诊推之，则知其为春伤风，藏蓄不散，而致此也。苟洞泄、飧泄之病未生，孰能知其已伤风于前，将发病于后耶？假如过时之久自消散，而不成病者，人亦能知乎？"中医临床上，确实是审病证以求因。

（2）提出邪正相搏决定发病

王履指出，人体被四气所伤后发病与否，主要取决于邪正双方的具体情况。其曰："夫伤于四气，有当时发病者，有过时发病者，有久而后发病者，有过时之久，自消散而不成病者。盖由邪气之传变聚散不常，及正气之虚实不等故也。"由于邪正交争的态势不同，四气所伤后表现出不同的发病类型：一是当时发病；二是过时发病；三是久而后发病；四是不成病。王履将"伏邪致病"的理论，引用到四气发病的解释中，即感邪之后，邪气内伏于人体，愈时而发。如"以伤风言之，其当时而发，则为恶风、发热、头疼、自汗、咳嗽、喘促等病。其过时与久而发，则为疠风、热中、寒中、偏枯、五脏之风等病。是则洞泄、飧泄者，乃过时而发之中之一病耳"。王履虽未明言伏气，但实乃蕴含"伏邪致病"之意，体现了对发病的认识，亦即疾病的发生和变化，概括起来主要是邪气作用于机体的损害与正气抗损害之间的矛盾交争过程，邪正相搏不仅关系着疾病的发生，而且也影响着疾病的发展与转归。

（3）陈述四气所伤之理

王履对《黄帝内经》所论四气所伤之理，以伏邪致病的观点，从不即病的角度，逐一进行了分析阐述。《伤寒论·伤寒例》中，首先以邪伏与否，区分伤寒与温病的不同病机，指出"以伤寒为毒者，以其最成杀厉之气也。中而即病者名曰伤寒，不即病者，寒毒藏于肌肤至春变为温病，至夏变为暑病，暑病者热极重于温也"。温病的发生，即"伏寒变温"，因冬季感受寒邪，寒邪伏藏于体内，至春季而发为温病。王履将"伏邪致病"的观点，从"伏寒变温"拓展至四气发病。

关于"春伤于风，邪气留连，乃为洞泄""春伤于风，夏生飧泄"，指出风为春之令，春天感受风邪以后，偶有不即刻发病者。到了夏天，在体内没有得到宣散的风邪，则会发作。临床表现为洞泄，是因为风为天地浩荡之气，飞扬鼓舞，神速不恒，人身有此，肠胃不能从容传化，泌别清浊，因而水谷不及分别，而并趋下以泄出，而为飧泄。

关于"夏伤于暑，秋为痎疟"。暑为夏之令，夏天感受暑邪，偶有不即刻发病者。而到秋天以后，若再伤于风与寒，则会发为痎疟。

关于"冬伤于寒，春必病温"。寒为冬之令，冬天感受寒邪，偶有不即刻发病者。而至春天，其身中之阳，虽始为寒邪所郁，不得顺其渐升之性，然亦必欲应时而出，故发为温病。王履分析指出："冬伤寒，春为温病者，盖因寒毒中人肌肤，阳受所郁，至春天地之阳气外发，其人身受郁之阳，亦不能不出，故病作也。韩祗和谓：冬时感寒郁阳，至春时再有感而后发。余谓此止可论温病之有恶寒者耳，其不恶寒者，则亦不为再感，而后发也。故仲景曰：太阳病不发热而渴，不恶寒者，为温病。"

关于"秋伤于湿，上逆而咳，乃为痿厥"与"秋伤于湿，冬生咳嗽"，王履就此尤着重笔墨，进行了独到的阐发。首先，关于"秋伤于湿"，春之风、夏之暑、冬之寒，皆是本时之令，但湿是长夏之令，为何《黄帝内经》于秋言湿呢？王履解释说："盖春、夏、冬每一时，各有三月，故其令亦各就其本时而行也。若长夏，则寄旺于六月之一月耳，秋虽亦有三月，然长夏之湿令，每侵过于秋而行，故曰秋伤于湿。秋令为燥，然秋之三月前近于长夏，其不及为湿所胜，其太过则同于火化，其平气则又不伤人，此

《经》所以于伤人，止言风、暑、湿、寒，而不言燥也。"亦即，春、夏、冬各有三个月，长夏则寄旺于六月。秋虽亦有三个月，但长夏之湿令，则过秋而行，故曰"秋伤于湿"。其次，世人认为"所谓上逆而咳，发为痿厥，不言过时，似是当时即发者。但既与风、暑、寒三者并言，则此岂得独为即发者乎？"对此，王履进行了解释。其曰："然《经》无明文，终亦不敢比同后篇，便断然以为冬发病者。虽然湿本长夏之令，侵过于秋耳，纵使即发，亦近于过时而发者矣。此当只以秋发病为论，湿从下受，故干肺为咳，谓之上逆。夫肺为诸气之主，今既有病，则气不外运，又湿滞经络，故四肢痿弱无力，而或厥冷也。"最后，王履就"秋伤于湿，冬生咳嗽"解释说："所谓冬生咳嗽，既言过时，则与前篇之义颇不同矣。夫湿气久客不散，至冬而寒气大行，肺恶寒，而或受伤，故湿气得以乘虚上侵于肺，发为咳嗽也。"总之，同为秋伤于湿所致咳嗽，发病机理不甚相同，"秋伤于湿，上逆而咳"为即病；而"秋伤于湿，冬生咳嗽"，则为不即病。日人丹波元简，在《素问识·生气通天论篇第三》中，评价王履所论"秋伤于湿上逆而咳时"，认为"安道此论极精，兹揭其要，当熟玩全篇"。

王履结合临床实践，对《黄帝内经》四气所伤之说，做了平易通达的解说，涉及病因、发病、辨证几个方面，可谓解经之别开生面者。若仅从四气之因，遂断其必发某病，显然过于机械、绝对，必须根据现有形诊，结合邪气的聚散、正气的虚实、时令的太过与不及等方面，推断其致病之原，方可避免穿凿之弊。

3. 发挥五郁之治

五郁之说源于《黄帝内经》。《素问·六元正纪大论》提出了"木郁达之，火郁发之，土郁夺之，金郁泄之，水郁折之"的著名治疗法则。此五郁是指五运岁气异常之变化，"达之""发之"等治疗法则，是针对五郁导致的疾病。至于五郁所致疾病的病机，以及"达之""发之"等治疗法则，《黄帝内经》中未加以详细论述。后世医家，多有阐释发挥。早期影响较大的，是王冰的注释。其曰："达，谓吐之，令其条达也；发，谓汗之，令其疏散也；夺，谓下之，令无拥碍也；泄，谓渗泄之，解表利小便也；折，谓抑之，制其冲逆也。通是五法，乃气可平调，后乃观其虚盛而调理之也。"（《重广补注黄帝内经素问》）王冰以汗、吐、下等攻邪法解释，使《素问》五郁的治法更为具体明确。王履认为，王冰之注尚有不足："治五郁之法，尝闻之王太仆矣……然愚则未能快然于中焉，尝细观之，似犹有可言……夫五法者，经虽为病由五运之郁所致而立，然扩而充之，则未常不可也。"在《医经溯洄集·五郁论》中，对《黄帝内经》五郁为病和王冰的五郁治疗法则予以重新解释，并有所扩展和发挥。

（1）概括凝练"郁"的含义

自《黄帝内经》后，以"郁"论病越来越广泛，但对于"郁"的含义明确定义者不多。刘完素《素问玄机原病式·热类》曰："郁，怫郁也。结滞壅塞而气不通畅，所谓热甚则腠理闭密而郁结也。"《丹溪心法·六郁》曰："郁者，结聚而不得发越也，当升者不升，当降者不降，当变化者不得变化，此为传化失常，六郁之病见矣。"王履阐明"郁"的含义："郁者，滞而不通之义。"其定义简明，明代的徐春甫、孙一奎、王肯堂、张景岳、赵献可、汪机、李盛春，清代的汪必昌、李用粹、沈金鳌、冯兆张、吴师机、蒋示吉、何梦瑶、何书田、顾锡等，在论"郁"时皆引用此观点。

（2）阐发"郁"的病机

王履将五郁的概念，从五运之郁推广至各种原因所致的脏腑之郁，以"郁"阐发人体之病机。其曰："郁既非五运之变可拘"；又言："或因所乘而为郁，或不因所乘而本气自郁，皆郁也，岂唯五运之变能使然哉？"指出脏腑之郁的形成原因有两个方面：一是"因所乘而为郁"；二是"不因所乘而本气自郁"。如此解释，五郁的成因则不限于气运的乘和，还包括人体五脏间相乘或本气自郁。

王履进一步发挥朱丹溪所谓"气血冲和，万病不生，一有怫郁，诸病生焉，故人身诸病，多生于郁"（《丹溪心法·六郁》），提出"凡病之起也，多由乎郁"，对疾病发生机理做出总的概括。亦即，举凡脏腑、经络、营卫、气血等一切壅滞不通，均统称为"郁"；对外感、内伤之发病，多从"郁"阐发。如内伤发热，认为"内热之作，非皆阴火也，但有郁，则成热耳"。伤寒三阳之病，"其寒邪之在太阳也，寒郁其阳，阳不畅而成热，阳虽人身之正气，既郁则为邪矣。苟或不汗不解，其热不得外泄，则必里入，故传阳明少阳而或入腑也"（《医经溯洄集·伤寒三阴病或寒或热辨》）。至于冬伤于寒，春为温病的病机，"盖因寒毒中人，阳受所郁，至春其人身受郁之阳，应时而外发，故为温病"（《医经溯洄集·伤寒三阴病或寒或热辨》）。

总之，王履对病机的认识，主要继承和融合了刘完素、朱丹溪的学说。如其所言："病之起也，多由于郁，阳气受郁为热，少火变为壮火，于是亢则害矣。"

（3）扩充五郁之治

王履将五郁与五脏功能相联系，扩充了达之、发之、夺之、泄之、折之的含义，使之更切合临床实用。其曰："郁既非五运之变可拘，则达之、发之、夺之、泄之、折之之法，固可扩焉而充之矣，可扩而充，其应变不穷之理也欤。"

①木郁达之。王履认为"达者，通畅之也。如肝性急，怒气逆，肢胁或胀，火时上炎，治以苦寒辛散而不愈者，则用升发之药，加以厥阴报使而从治之。又如久风入中为飧泄，及不因外风之入而清气在下为飧泄，则以轻扬之剂举而散之。凡此之类，皆达之之法也"。达就是通畅，或者以苦寒辛散，治肝气、肝火之上逆；或者以辛甘升发，治肝经之郁火；或者以

清扬升举，治少阳清气之下陷，皆属于达之之法。在用药方面，整体上用轻扬、升发之药。王冰和李东垣以吐训达，如李东垣曰："食塞胸中，食为坤土，胸为金位，金主杀伐，与坤土俱在于上而旺于天，金能克木，故肝木生发之气伏于地下，非木郁而何？吐去上焦阴土之物，木得舒畅，则郁结去矣，此木郁达之也。"亦即因食塞肺胸，金与土俱旺于上而克木，吐之则可使木郁得舒。对于此说，王履辨驳说："夫食塞胸中而用吐，正《内经》所谓'其高者因而越之'之义耳，恐不劳引木郁之说以汩之也。"亦即，如果木郁的病机是由于肺金盛而抑制肝木，则用泻肺气、举肝气的方法即可，不必用吐法；如果木郁是由于脾胃浊气下流，而少阳清气不升，则用益胃升阳的方法即可，不必用吐法。另外，"金之克木，五行之常道，固不待夫物伤而后能也。且为物所伤，岂有反旺之理"，因此"食塞胸中"不足以解释金旺之因。

②火郁发之。王履认为，"发者，汗之也，升举之也。如腠理外闭，邪热怫郁，则解表取汗以散之。又如龙火郁甚于内，非苦寒沉降之剂可治，则用升浮之药，佐以甘温，顺其性而从治之，使势穷则止，如东垣升阳散火汤是也。凡此之类，皆发之之法也"。将火郁的病机分为外闭和内郁两种，外闭则解表发散，内郁则升阳发散，显然比王冰只讲"汗之令其疏散"全面。

③土郁夺之。王履认为，"夺者，攻下也，劫而衰之也。如邪热入胃，用咸寒之剂以攻去之。又如，中满腹胀，湿热内甚，其人壮气实者，则攻下之；其或势盛而不能顿除者，则劫夺其势而使之衰。又如湿热为痢，有非力轻之剂可治者，则或攻或劫以致其平。凡此之类，皆夺之之法"。此虽与王冰之说无异，但论述更为充分。"土郁"，指脾胃壅滞，即"土太过曰敦阜"的实证。故凡消食、去积、导滞、行湿、蠲饮，治以解除脾胃壅滞之法，皆属"土郁夺之"。

④金郁泄之。王履认为，"泄者，渗泄而利小便也，疏通其气也。如肺金为肾水上原，金受火铄，其令不行，原郁而渗道闭矣，宜肃清金化滋以利之。又如肺气膹满，胸凭仰息，非利肺气之剂，不足以疏通之。凡此之类，皆泄之之法也"。如肺气不能下行所致癃闭，清金以滋化原，则小便自通；肺气膹郁所致喘逆，利肺以疏气机，则肺气肃降，均为泄之之法。王冰注释曰："渗泄、解表、利小便，为金郁泄之。"王履认为，解表不应属于泄之之法。其曰："其解表二字，莫晓其意，得非以人之皮毛属肺，其受邪为金郁，而解表为泄之乎？窃谓如此则凡筋病便是木郁，肉病便是土郁耶？此二字未当于理，今删去。"又曰："且解表间于渗泄利小便之中，是渗泄利小便为二治矣。若以渗泄为滋肺生水，以利小便为直治膀胱，则直治膀胱，既责不在肺，何为金郁乎？是亦不通，故余易之曰：渗泄而利小便也。"后世医家认为，王履侧重"渗泄而利小便"，有失于偏颇，仍以王冰之说为全面。"泄"的含义是疏利，水饮射肺用射干麻黄汤，痰热互结胸膈用小陷胸汤，风寒闭肺而用三拗汤，皆疏利肺气之治，属"金郁泄之"。

⑤水郁折之。王履认为，"折者，制御也，伐而挫之也，渐杀其势也。如肿胀之病，水气淫溢，而渗道以塞。夫水之所不胜者，土也。今土气衰弱，不能制之，故反受其侮，治当实其脾土，资其运化，俾可以制水而不敢犯，则渗道达而后愈。如病势既旺，非上法所能遽制，则用泄水之药以伐而挫之。或去菀陈莝，开鬼门，洁净府，三治备举，选用以渐平之"。此论较之王冰仅解释为"抑制其冲逆"更为详明。其提出培土制水、泄水，及去菀陈莝、开鬼门、洁净府等方法，各尽其用，说理明确。王履还指出："夫实土者，守也；泄水者，攻也；兼三治者，广略而决胜也。守也，攻也，广略也，虽俱为治水之法，然不审病者之虚实、久近、浅深，杂焉而妄施治之，其不倾踬者寡矣。"特别强调要"审病者之虚实、久近、浅深"，以确立具体治法，不得将诸法"杂焉而妄施治"，至今仍不失对"水郁"证

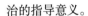

治的指导意义。

　　王履对五郁治法的解读实用性强，所针对的疾病亦与《黄帝内经》所述有异。如以通畅、举散训"达"，针对肝性急怒，气逆胁或胀，火时上炎，以及久风入中或清气在下为飨泄的木郁病证等。王履认为"若扩充为应变之用，则不必尽然也"，其重视实际、灵活应变，是与滑寿、朱丹溪等一脉相承的。

（4）强调五郁调理

　　王履提出，五郁经过常法治疗后，还应进行善后调理。其曰："夫五郁之病，固有法以治之矣。然邪气久客，正气必损，今邪气虽去，正气岂能遽平哉？苟不平调正气，使各安其位，复其常于治郁之余，则犹未足以尽治法之妙，故又曰：然调其气。"由于邪气久客，正气受损；或过用达、发、夺、折、泄等法而损伤正气，因此在攻邪消郁之后，有必要调理正气。王履的主张源自《素问·六元正纪大论》，其曰："帝曰：郁之甚者，治之奈何？岐伯曰：木郁达之，火郁发之，土郁夺之，金郁泄之，水郁折之。然调其气，过者折之，以其畏也，所谓泄之。"其认为"然调其气一句，为一节治郁之余法也。过者折之，以其畏也，所谓泄之，三句为一节，调气之余法也"。

　　关于调气之法，王履提出"益其所不胜以制之"。其曰："然调其气，苟调之，而其气犹或过而未服，则当益其所不胜以制之，如木过者当益金，金能制木，则木斯服矣，所不胜者所畏者也，故曰：过者折之以其畏也。夫制物者，物之所欲也，制于物者，物之所不欲也，顺其欲则喜，逆其欲则恶，今逆之以所恶，故曰：所谓泻之。"其基于五行相制进行调理，既治实又治虚。

　　王履结合《黄帝内经》以后医家的经验，对五郁治法做出实践性的阐释，极大地丰富了郁证的治疗方法。五郁治法，不仅在于攻邪解郁，也包括扶正解郁。王履指出郁证日久，正气必损；即使邪气去，也要注意调其正气，这就是《黄帝内经》"调其气"的深层含义，这种认识颇有新意。

4. 阐明伤脏伤腑

关于外感邪气、食饮不节、起居不时等伤及五脏、六腑，《黄帝内经》中有两处论述，但所论似乎相佐。如《素问·阴阳应象大论》曰："天之邪气，感则害人五脏；水谷之寒热，感则害人六腑。"而《素问·太阴阳明论》曰："犯贼风虚邪者，阳受之；食饮不节，起居不时者，阴受之。阳受之则入六腑，阴受之则入五脏。"前论言外感邪气伤五脏，饮食不节伤六腑；后论则言外感邪气伤六腑，饮食不节伤五脏，当以何论为准？王履专撰《外伤内伤所受经言旨异同论》，对此进行了阐明。

对于上述《黄帝内经》伤脏、伤腑之论，王履认为"此所谓似反而不反"，并告诫读者当将两条文"合而观之"。其曰："二者之伤，腑脏皆尝受之，但随其所从、所发之处而为病耳，不可以此两说之异而致疑，盖并行不相悖也。读者当合而观之，其旨斯尽。"

王履指出，外感邪气固伤五脏，亦伤六腑。其引经据典说明外感邪气可伤五脏。如《素问·金匮真言论》曰："八风发邪，以为经风，触五脏，邪气发病。"《素问·八正神明论》曰："夫八正之虚邪，以身之虚，而逢天之虚。两虚相感，其气至骨，入则五脏伤。"其还概括《灵枢·九宫八风》之论，谓："东风伤人，内舍于肝；南风伤人，内舍于心；西南风伤人，内舍于脾；西风伤人，内舍于肺；北风伤人，内舍于肾。"王履引用经文说明，外感邪气亦伤六腑，如《灵枢·邪气脏腑病形》曰："邪之中人也，无有常，中于阴则溜于腑。"《灵枢·百病始生》曰："虚邪之中人也，始从皮肤以入。其传自络脉而经而输而伏冲之脉，以至于肠胃。"概括《灵枢·九宫八风》之论："东北风伤人，内舍于大肠；西北风伤人，内舍于小肠；东南风伤人，内舍于胃。"

王履指出，饮食、劳倦、起居，固伤六腑，亦伤五脏，并引经据典予以说明。如《素问·痹论》曰："饮食自倍，肠胃乃伤。"又如《灵枢·邪气脏腑病形》："形寒寒饮则伤肺。"《难经·四十九难》曰："饮食劳倦，则伤脾。"

王履强调外感邪气、食饮不节、起居不时等，虽然均伤及五脏、六腑，但会有所偏重：外感邪气多伤五脏；饮食不节多伤六腑。其曰："只是邪气无形，脏主藏精气，故以类相从，邪气多伤脏。水谷有形，腑主传化物，故因其所有，而多伤腑。邪气、水谷，亦未必专害脏腑，而不能害皮肉筋脉。"同时指出，外感邪气、食饮不节、起居不时等，不仅仅是伤及脏腑，也会损伤皮肉筋脉。如湿邪致病，即多伤皮肉筋脉。即所谓："湿气浸润，其性缓慢，其入人也以渐，其始也自足，故从下而上，从浅而深，而多伤于皮肉筋脉耳。孰谓湿气全无及于脏腑之理哉。"

以上，王履阐明了外感邪气、食饮不节、起居不时等损伤脏腑机制。

（二）阐发《伤寒论》，辨析温病

王履尊崇《伤寒论》。《医经溯洄集》中对《伤寒论》的辨析和阐释，主要体现在"张仲景伤寒立法考""伤寒温病热病说""伤寒三阴病或寒或热辨""伤寒三百九十七法辨"等篇章中。在这些篇章中，王履提出了对《伤寒论》的见解，考辨了《伤寒论》三百九十七法说，阐明了伤寒三阴病寒热病机，并论述了伤寒与温热病的区别。

1. 对《伤寒论》的见解

（1）《伤寒论》并非全书

由于战争频繁等，使《伤寒论》原书散佚不全，后经晋·王叔和将原书的伤寒部分搜集成册。王履认为，王叔和未能完全恢复原书全貌，仍有脱简。如《医经溯洄集·伤寒三百九十七法辨》："夫《伤寒论》仲景之所作也，至叔和时已多散落。虽叔和搜采成书，终不能复其旧，然则今之所传者，非全书也，明矣。"王履还就《伤寒论》的内容，具体分析了这一问题。比如，"《阳明篇》无目疼，《少阳篇》言胸胁满而不言痛，《太阳篇》无嗌干，《厥阴篇》无囊缩，若此者，非皆本无也，必有之而脱之耳"（《医经溯洄集·伤寒三百九十七法辨》）。王履明确指出，有些医家将时存《伤寒论》看作全书，则会以偏概全，不符合张仲景之意。如《伤寒论》三百九十七法，"后之昧者，乃不察此，必欲以全书视之，为钤为括"（《医经溯洄集·伤寒三百九十七法辨》）。王履以此来驳斥所谓《伤寒论》三百九十七法首尾相应，如鳞甲森然、字字珠玑之类的说法。王履的这一观点，为后世不少医家所接受。

（2）《伤寒论》中掺杂王叔和之意

王履认为，王叔和在《伤寒论》中掺杂了个人的见解，但非常认可王叔和的贡献，谓"叔和搜采仲景旧论之散落者以成书，功莫大矣"（《医经溯洄集·伤寒三百九十七法辨》）。王叔和在整理张仲景《伤寒杂病论》遗稿过程中，进行了重新编次。王履就此分析说："钤括者胶柱调瑟，但知叔和之重载，而莫知其所以重载之意也。夫叔和既撰次于搜采之余，复重载各篇方治，并诸可与不可方治者，非他，不过虑人惑于纷乱，故示之以简便而已。"（《医经溯洄集·伤寒三百九十七法辨》）他认为在此过程中，王叔和掺杂了个人的见解。如"杂脉杂病，纷纭并载于卷首"，使"玉石不分，主客相乱"。又曰："但惜其既以自己之说，混于仲景所言之中；又以杂脉杂病，纷纭并载于卷首，故使玉石不分，主客相乱。若先备仲景之言，而次附己说，明书其名，则不致惑于后人，而累仲景矣。昔汉儒妆拾残编断简于秦火之余，加以传注，后之议者，谓其功过相等，叔和其亦未免于后人之议欤。"（《医经溯洄集·伤寒三百九十七法辨》）

王履明确指出，《辨脉篇》《平脉篇》《六经篇》之后的《可汗》《可下》等诸篇，以及《厥阴经篇》中下利呕哕诸条，均是王叔和增入的。其曰："夫叔和之增入者，辨脉、平脉与可汗、可下等诸篇而已；其六经病篇，必非叔和所能辞也，但厥阴经中下利呕哕诸条，却是叔和因其有厥逆而附，遂并无厥逆而同类者，亦附之耳。"（《医经溯洄集·张仲景伤寒立法考》）因此，王履还提出改编《伤寒论》的构想："余尝欲编类其书，以伤寒例居前，而六经病次之，相类病又次之，瘥后病又次之，诊察、治法、治禁、治误、病解、未解等又次之，其杂脉杂病与伤寒有所关者，采以附焉，其与伤寒无相关者，皆删去。如此庶几法度纯一，而玉石有分，主客不乱矣。"（《医经溯洄集·张仲景伤寒立法考》）王履的这一观点，实为后世《伤寒论》错简学派之源。

（3）《伤寒论》专为中而即病之伤寒而作

王履强调指出，对于《伤寒论》，当求其内容实质，即张仲景立法之原意。《伤寒论·伤寒例》曰："冬时严寒，万类深藏，君子固密则不伤于寒，触冒之者乃名伤寒耳。其伤于四时之气皆能为病，以伤寒为毒者，以其最成杀厉之气也。中而即病者，名曰伤寒。"因此，王履在《医经溯洄集》"张仲景伤寒立法考""伤寒三阴病或寒或热辨"等文中，结合《伤寒论·伤寒例》所论，反复指出广义伤寒有即病、不即病两类，阐释"仲景书专为即病之伤寒设，不兼为不即病之温暑设"之精义。其曰："读仲景之书，当求其所以立法之意……苟不得其所以立法之意，则疑信相杂，未免通此而碍彼也……仲景专为即病之伤寒设，不兼为不即病之温、暑设也……后人以仲景书通为伤寒、温、暑设，遂致诸温剂皆疑焉而不敢用。"又曰："温暑及时行、寒疫、温疟、风温等，仲景必别有治法，今不见者，亡之也。"认为张仲景论述了温病、暑病、温疫等所有外感病的治法，只是辗转流传而亡佚。

王履主张，现存《伤寒论》所论为即病之伤寒，并非广义之伤寒，所以不包括温、暑在内，如此则不致对伤寒与温病之病名纠缠不清，不致概用伤寒方治温病，不致怀疑伤寒方难用。此说确实抓住了问题的关键。清·吕震名亦曰："浅尝之辈，未经深求，于是执麻黄、桂枝治风寒之成法，而概施之于温热病，误矣。"(《伤寒寻源·自序》)

（4）对《伤寒论》持异议者乃未得立法之意

王履明确指出，运用《伤寒论》方法治疗疾病，未取得疗效，在于医家的诊疗水平不足，不知张仲景立法之意，而非《伤寒论》之过。其曰："以所称而混其治，宜乎贻祸后人，以归咎于仲景之法，而委废其太半也。吁，使仲景之法，果贻祸于后人，《伤寒论》不作可也。使仲景之法，果不贻祸于后人，《伤寒论》其可一日缺乎？后人乃不归咎于已见之未至，而归咎于立法之大贤，可谓溺井怨伯益，失火怨燧人矣。"王履强调掌握张仲景立法之意，仲景之方不仅可治疗伤寒，还可治疗其他疾病。其曰："夫仲景法，天下后世之权衡也，故可借焉以为他病用。虽然，岂特可借以治温暑而已，凡杂病之治，莫不可借也。"(《医经溯洄集·张仲景伤寒立法考》)

2. 考辨《伤寒论》三百九十七法

《伤寒论》有三百九十七法之说，最早见于宋代高保衡、林亿、孙奇等校定《伤寒论·序》。其中，提到"今校定张仲景《伤寒论》十卷，总二十二篇，证外合三百九十七法，除复重，定有一百一十二方"。其后，南宋严器之为成无己《注解伤寒论》作序，亦倡导此说。其谓："聊摄成公……注成《伤寒》十卷，出以示仆，其三百九十七法之内，分析异同，彰明隐奥，调陈脉理，区别阴阳，使表里昭然，俾汗下而灼见……"后世也有医家沿袭此说。多数医家不究其具体所指，但也有医家悉心探究其含义。王履认为，研究《伤寒论》须以立法为出发点。其曰："读仲景之书，当求其所以立法之意，苟得其所以立法之意，则知其书足以为万世法。"王履专写《伤寒三百九十七法辨》一篇，对397法提出疑问，查核统计其数，并予以独到的阐发。

（1）查核统计《伤寒论》治法

关于《伤寒论》397法，王履"自童时，习闻此言，以为伤寒治法，如是之详且备也"。其根据成无己的《注解伤寒论》、林亿等校定的《伤寒论》、元·程德斋的《伤寒钤法》，查核统计了《伤寒论》治法。

王履首先从多种角度，对成无己《注解伤寒论》进行统计。结果发现，若以有论有方诸条计数，则不到此数；若以有论有方、有论无方诸条计数，则又超过此数；若除去辨脉法、平脉法、伤寒例，及可汗、不可汗、可吐、不可吐、可下、不可下诸篇，只数六经病篇中有论有方、有论无方诸条，则不及此数；若以六经病篇及辨痉湿暍、辨霍乱、辨阴阳易瘥后劳复病篇中，有论有方、有论无方者诸条计数，则超过此数；若将六经病、辨痉湿暍、辨霍乱、辨阴阳易瘥后劳复篇中，有论有方诸条数之，则又太少。而后，王履自述："及考成无己注本，则所谓三百九十七法者，茫然不知所在，于是询诸医流，亦不过熟诵此句而已。欲其条分经折，以实其数，则未遇其人。"

林亿等校定《伤寒论》，共10卷、22篇，包括辨脉法、平脉法、伤寒例、辨痉湿暍脉证、辨六经病脉证并治、辨霍乱、阴阳易差后劳复脉证并治、辨汗吐下诸可诸不可脉证并治等在内。林亿何以言"证外合三百九十七法"？据王履分析，林亿等校定《伤寒论》时，将六经病篇、霍乱篇、阴阳易差后劳复篇中，有方有治条文进行统计后，记载于各篇之前；又谓"疾病至急，仓卒难寻"，将诸可与不可方治条文分为8篇，并进行统计，编于阴阳易差后劳复篇之后。书中注释：太阳上篇共16法、太阳中篇共66法、太阳下篇共39法、阳明篇共44法、少阳篇不言法、太阴篇共3法；少阴篇共23法、厥阴篇共6法、不可发汗篇共1法、可发汗篇41法、发汗后篇共25法、可吐篇共2法、不可下篇共4法、可下篇共44法、汗吐下后篇共48法。王履按林亿所注进行了核对，统计共得387法。

其推断，少阳篇中遗漏小柴胡汤 1 法，可吐篇中本有 5 法，可遗漏了 3 法，所以合并脱误 4 法，共得 391 法，与序文 397 法相比还欠 6 法。若参考《脉经》可汗、可吐等篇外内容，则比《伤寒论》又多可温、可灸、可刺、可水、可火、不可刺、不可灸、不可水、不可火诸篇，以此内容补其所缺，又偏于太多，而不适宜统计。总之，王履按林亿等校定的《伤寒论》统计，亦未得到 397 法。程德斋《伤寒钤法·自序》曰："若能精究是编，则知六经传变三百九十七法，在于指掌矣。"又曰："六经 210 法，霍乱 6 法，阴阳易瘥后劳复 6 法，痉湿暍 9 法，不可汗 26 法，宜汗 41 法，不可吐 5 法，不可下 5 法，可汗 5 法，可吐 5 法。"王履对程德斋自序中的治法数进行加和，却只得 318 法，与 397 法还差 79 法。因此认为，程德斋亦未经准确统计而得出 397 法。王履考察《伤寒钤法》正文，文中只是对六经、霍乱、痉湿暍、阴阳易瘥后劳复诸法篇中治法数进行了注释，而可汗、不可汗等篇章没有注释。

总之，针对《伤寒论》397 法之说，王履曾想方设法进行种种核对和统计，试图弥补归正，但是未得其数。于是王履得出结论说："其所计之数，于理不通，而非仲景叔和之说矣。"

（2）指出三百九十七法提法不妥

王履感慨自身的困惑说："欲以此句视为后人无据之言而不从，则疑其或有所据，而或出仲景、叔和而弗敢废；欲尊信而必从之，则又多方求合而莫之遂。"进而指出，林亿等统计有误，397 法提法不妥，并进行深入分析，指出了其原因。

一则前后计数重复。王履认为林亿不解王叔和之意，未考虑治法是否重复，一概统计，以立总目。林亿等校定的《伤寒论》，"辨可不可"等 8 篇条文，与太阳病篇至阴阳易等 10 篇条文，大多重复，只有 15 条在六经病篇中未见，而其余 153 条与六经病篇内容重复。林亿统计时，未将前后重复者排除，实际将一法当成了两法。程德斋虽然没有重复统计发汗后并吐汗下后诸法，但是宜汗法称有41法，明显偏多，仍是一法作为两法统计的，与林亿的统计方法无根本区别。

　　二则自乱体例。林亿等确立397法的基本原则是：由《辨太阳病脉证并治上》至《辨发汗吐下后病脉证并治》止，每条条文有出方治的作为一法；其编排体例是：各篇篇名下小字注本篇"合×法，方××首"，先列法在前，并在条下注"第×"。虽说林亿是以带方治者为法，不出方治者为证，但书中违此体例者也间或有之。

　　三则悖理不通。取舍条文不同，统计结果必然不同。比如《伤寒论》曰："太阳病三日，已发汗，若吐，若下，若温针，仍不解者，此为坏病，桂枝不中与之也。观其脉证，知犯何逆，随证治之。桂枝本为解肌，若其人脉浮紧，发热，汗不出者，不可与之也，常须识此，勿令误也。若酒客病，不可与桂枝汤，得之则呕，以酒客不喜甘故也。喘家作，桂枝汤加厚朴、杏子佳。凡服桂枝汤吐者，其后必吐脓血也。"林亿校本，则自"太阳病"止"勿令误也"为一法；自"若酒客病"止"杏子佳"为一法；自"凡服桂枝汤"止"吐脓血也"，则为证，不为法。程德斋《伤寒钤法》中，则"自太阳病"至"随证治之"为一法；自"桂枝本为解肌"至"必吐脓血"也为一法。

　　条文之取舍，在于对张仲景之法的认识。林亿校本中，将"病胁下素有痞，连在脐旁，痛引少腹入阴筋者，此名脏结，死"这一条文作为一法，而其余死不治者，则皆不计数。程德斋《伤寒钤法》中，对于"阳明病，下血谵语者，此为热入血室，但头汗出者，刺期门，随其实而泻之，然汗出愈"一条，则不计数；对于太阳刺肝俞、肺俞、期门等诸条，列入统计。其余，如两条同类，一云当汗而无方，一云当汗而有方，则取其有方者，而略其无方者；还有当取而不取，不当取而取者。

王履指出："若此者，悖理不通，二家皆所不免。所谓楚固失矣，齐亦未为得也。"因此，王履认为，"纵使三百九十七法之言，不出于林亿等，而出于亿之前，亦不足用"。

（3）提出《伤寒论》言言皆法

王履认为，《伤寒论》"言言皆法"，难以统计。其曰："若以法言，则仲景一书无非法也，岂独有方者，然后为法哉！且如论证论脉，与夫谆谆教戒，而使人按之以为望闻问切之准则者，其可谓之法乎，其不可谓之法乎？"清代医家闵芝庆赞同王履之论，明确指出："法则论中可垂训者，言言皆法，难以致计，学者勿执三百九十七法之说而定其余也"（《中国医籍考·方论一》）。397法之说，确与《伤寒论》原文精神不尽契合。须知《伤寒论》全书贯穿着辨证论治的精神，在许多不为林亿等列为法的条文中，也存在着辨证施治、遣方用药的法则。若将这些条文一并归于"证"，而不言"法"，未免有失当之处。

王履主张以"治"代法，并进行了统计："于三百九十七法内，除去重复者与无方治者，止以有方治而不重复者计之，得二百三十八条，并以'治'字易'法'字，而曰二百三十八治。"总之，王履指出不当受397法之说的局限，应灵活掌握《伤寒论》全书所贯穿的辨证施治、遣方用药的法则。

3. 辨伤寒、温病之异

《医经溯洄集》的重要论题之一，是辨析伤寒与温病。在《黄帝内经》《难经》及《伤寒论》中，温病均被纳入伤寒的范畴。金元时期，刘完素"主火"之论兴起。刘完素认为，伤寒六经皆是热证，倡"热病只能作热治，不能从寒医"。广义伤寒和狭义伤寒概念的不同，在刘完素理论中终未得以澄清，所以其说与张仲景所论伤寒有寒有热相矛盾。因此，在一定时期内，产生了如王履所遇到的情形："自近代先觉，不示伤寒、温暑异治之端绪，但一以寒凉为主，向诸温热之剂，悉在所略，致使后之学者，视仲景书，欲仗焉，而不敢以终决；欲弃焉，则犹以为立法之祖，而莫能外；甚则待为文具；又甚则束之高阁，而谓其法宜于昔，而不宜于今，由治乱动静之殊，治静属水，乱动属火，故其温热之药，不可用于今属火之时。"（《医经溯洄集·伤寒立法考》）甚至，"或谓今世并无真伤寒病；又或以为今人所得之病，俱是内伤；又昧者，至谓《伤寒论》中诸温药，悉为传经热邪而用者，以三阴经属阴故也；又其太谬者，则曰论中凡有'寒'字，皆当作'热'字看"（《医经溯洄集·伤寒三阴病或寒或热辨》）。这种医学思想上的混乱局面，客观上要求有正确的理论来澄清。王履在《医经溯洄集》中，用了最多的篇章，半数以上的文字，全面地探讨了有关问题。王履的相关研究，澄清了存在于当时关于伤寒、温病的混乱看法，开创了后世温病学派的先河。

（1）辨伤寒与温病病名

王履分析指出，当时医学思想上出现混乱局面的主要原因，在于前代医家未能清楚地区别伤寒与温病的病名。如朱肱"每每以伤寒温病混杂议论，竟无所别"（《医经溯洄集·张仲景伤寒立法考》）；刘完素"亦以温暑作伤寒立论"（《医经溯洄集·张仲景伤寒立法考》）。因此，王履提出，伤寒与温病的正确治疗，首先在于正名，明确两者的概念，使两者不得混称，不能"因名乱实"。其曰："夫唯世以温病、热病混称伤寒，故每执寒字，以求浮紧之脉，以用温热之药若此者，因名乱实，而戕人之生，名其可不正乎？"（《医经溯洄集·伤寒温病热病说》）伤寒与温病的分化，真正区别病名，是关键的第一步。

王履从病因、病形与病名的关系，明确指出了伤寒与温病的区别、广义伤寒与狭义伤寒的区别。其曰："伤寒，此以病因而为病名者也；温病、热病，此以天时与病形而为病名者也。由三者皆起于感寒，或者通以伤寒称之。夫通称伤寒者，原其因之同耳。"(《医经溯洄集·伤寒温病热病说》)因病因相同，"皆起于感寒"，所以统称为"伤寒"，但因天时、病形不同，所以又有伤寒、温病、热病之分。故曰："夫伤寒、温暑，其类虽殊，其所受之源，则不殊也。由其原之不殊，故以伤寒而为称。"(《医经溯洄集·张仲景伤寒立法考》)王履将温病与伤寒在病名上辨析清楚，为尔后温病突破伤寒而逐渐自成体系，在理论上打下了基础。

（2）辨伤寒与温病发病

王履从发病时间、发生发展过程，阐明了伤寒与温病在发病上的区别。

根据《素问·热论》"凡病伤寒而成温者，先夏至日为病温，后夏至日为病暑"，《伤寒论》"太阳病发热而渴，不恶寒者为温病"，以及王叔和《伤寒例》所论，王履指出："夫伤于寒，有即病者焉，有不即病者焉。即病者，发于所感之时，不即病者，过时而发于春夏也，即病谓之伤寒，不即病谓之温与暑。"(《医经溯洄集·张仲景伤寒立法考》)又曰："夫伤寒，盖感于霜降后春分前。然不即发，郁热而发于春夏者也。"(《医经溯洄集·张仲景伤寒立法考》)可知，伤寒与温暑病因相同，皆因感受寒邪所致；但从发病时间而言，伤寒发于冬季，温病、暑病各发于春季、夏季。

从疾病发生发展的过程而言，"伤寒从表而始"，由表入里。"盖寒邪之伤人也，或有在太阳经郁热，然后以次而传至阴经者；或有太阳不传阳明少阳，而便传三阴经者；或有寒邪不从阳经，而始直伤阴经者；或有虽从太阳，而始不及郁热，即入少阴，而独见少阴证者；或有始自太阳，即入少阴，而太阳不能以无伤者；或有直伤即入，而寒便变热，及始寒而终热者。"(《医经溯洄集·伤寒三阴病或寒或热辨》)温病是热自内发，由里达表。"温病热病后发于天令暄热之时，怫热自内而达于外。"(《医经溯洄集·伤寒温病热病说》)具体而言，温病有两种发病形式：其一，寒邪郁遏人体阳气而化热，内郁之热随春令阳气升发而外发。"寒者，冬之令也。冬感之，偶不即发，而至春，其身中之阳，虽始为寒邪所郁，不得顺其渐升之性，然亦必欲应时而出，故发为温病也。"(《医经溯洄集·四气所伤论》)其二，新感引动在里之郁热而诱发。"因感风寒，而动乎久郁之热，遂发为温暑也。"(《医经溯洄集·张仲景伤寒立法考》)

（3）辨伤寒与温病症状

关于伤寒与温病症状的区别，王履描述了二者初起的症状特点。"夫即病之伤寒，有恶风、恶寒之证者，风寒在表，而表气受伤故也；后发之温病、热病，有恶风、恶寒之证者，重有风寒新中，而表气亦受伤故也。若无新中之风寒，则无恶风、恶寒之证，故仲景曰：'太阳病，发热而渴，不恶寒者，为温病。'温病如此，则知热病亦如此，是则不渴而恶寒者，非温热病矣。"(《医经溯洄集·伤寒温病热病说》)可见，伤寒与温病初起，二者共同症状为发热，不同症状为伤寒有恶风、恶寒，温病有口渴。在王履心目中，温热病初起，有不恶风寒者，亦有恶风寒者，实为温病两种发病情况。前一种为单纯里热类型；后一种为里热兼表类型。后人称前者为伏邪自发，后者为新感引动伏邪。这较之《伤寒论》对温病初起证候的描述，更为全面，且切合临床实际。

王履还阐述了伤寒初起与温病的脉候特点。其曰："乃于春夏温病热病，而求浮紧之脉，不亦疏乎？殊不知紧为寒脉，有寒邪则见之，无寒邪则不见也。其温病、热病，或见脉紧者，乃重感不正之暴寒，与内伤过度之冷食也，岂其本然哉！……夫温病热病之脉，多在肌肉之分，而不甚浮，且右手反盛于左手者，诚由怫热在内故也，其或左手盛或浮者，必有重感之风寒，否则非温病热病，自是暴感风寒之病耳。"(《医经溯洄集·伤寒温病热病说》)可知，伤寒初起脉象为浮紧脉，而温病之脉多在肌肉之间而不甚浮，右手盛于左手。吴鞠通于《温病条辨》中指出：手太阴温病，"脉右寸独大"。体现了他们的经验体会是一致的。

（4）辨伤寒与温病治法

①《伤寒论》方可治温暑，但非张仲景本意。王履主张伤寒的治法当尊《伤寒论》,《伤寒论》专为中而即病之伤寒而作。而温暑之治法，王履认为"温暑及时行、寒疫、温疟、风温等，仲景必别有治法，今不见者，亡之也"(《医经溯洄集·张仲景伤寒立法考》),指出《伤寒论》方可"借用"治疗温病、暑病。其曰："今人虽以治伤寒法治温暑，亦不过借用耳，非仲景立法之本意也……夫仲景立法，天下后世之权衡也，故可借焉以为他病用虽然，岂特可借以治温、暑而已。凡杂病之治，莫不可借也。"(《医经溯洄集·张仲景伤寒立法考》) 关于《伤寒论》中具体可用的温暑治法，《医经溯洄集·伤寒温病热病说》指出："虽然伤寒与温、热病，其攻里之法，若果是以寒除热，固不必求其异。其发表之法，断不可不异也。"由此可见，借用《伤寒论》方的范围，仅限于以寒除热的里证，如白虎汤、承气汤用于阳明温证之类。若温病表证，则绝不可治以辛温解表之剂。王履这种温病与伤寒发表虽异而攻里则同的主张，实即证异治亦异，证同治亦同的体现。清·章虚谷曰："温病初起，治法与伤寒迥异；伤寒传里，变为热邪，则治法与温病大同。"(《医门棒喝·温暑提纲》) 此观点与王履的看法甚相吻合。

②辛温解表方加寒药，并非治温本法。庞安时、朱肱、刘完素于麻、桂方中加寒凉之药，治疗温病表证。《医经溯洄集·张仲景伤寒立法考》中，对刘完素《素问玄机原病式》所述"夏热用麻黄、桂枝之类热药发表，须加寒药。不然，则热甚发黄，或斑出矣"表示异议。其曰："殊不知仲景立麻黄汤、桂枝汤，本不欲用于夏热之时也。苟悟夫桂枝、麻黄汤本非治温、暑之剂，则群疑冰泮矣……后人不知仲景立法之意，故有惑于麻黄、桂枝之热，有犯于春夏之司气而不敢用，于是有须加寒药之论。夫欲加寒药于麻黄、桂枝汤之中，此乃不悟其所以然，故如此耳。若仲景为温、暑

立方，必不如此，必别有法，但惜其遗失不传。"（《医经溯洄集·张仲景伤寒立法考》）其意为麻黄汤、桂枝汤为辛温解表方，为冬季祛散风寒之邪而设，于夏季不适宜。春夏之季，即使有恶风、恶寒表证，但桂枝、麻黄二汤，终难轻用。医家不应该泥于"发表不远热"之语，而妄用桂枝、麻黄二汤。又曰："苟不慎而轻用之，诚不能免夫狂躁，斑黄，衄血之变，而亦无功也，虽或者行桂枝麻黄于春夏而效，乃是因其辛甘发散之力，偶中于万一，断不可视为常道而守之。"虽然，当时于麻黄汤、桂枝汤等方中加寒凉药治温，是一个进步，但也确如王履所言，并非十分恰当。

③治温主用辛凉、苦寒。温病因热自内达外，无寒在表，故当以清里热为主，用辛凉、苦寒之药。其曰："温病、热病，后发于天令暄热之时，怫热自内而达于外，郁其腠理，无寒在表，故非辛凉或苦寒或酸苦之剂，不足以解之。"（《医经溯洄集·伤寒温病热病说》）又曰："凡温病、热病，若无重感，表证虽间见，而里病为多，故少有不渴者。斯时也，法当治里热为主，而解表兼之，亦有治里而表自解者。余每见世人治温热病，虽误攻其里，亦无大害；误发其表，变不可言。此足以明其热之自内达外矣。"（《医经溯洄集·伤寒温病病说》）"虽误攻其里，亦无大害"，是指以寒药攻里，以寒治热，故无大害。"误发其表，变不可言"，是指误用辛温发表之法，则变证多出，非适宜方法。王履的以上论述，完全摆脱了用辛温之药治温的影响，突破了《伤寒论》先表后里的治疗原则，特别是他所说的治里而表自解者，的确属于创见。近代文献报道和实践证明，温热病初起具有表证时，也有径用清热解毒方药，确能使热退病衰而表证自解者。可见王履之说，系经验之谈。此观点对后世吴又可、戴天章等认为温疫病治宜攻下以逐邪，以及"温病下不厌早"的主张，都有一定的启发和影响。

总而言之，王履对伤寒和温病的区别，无论在名称上，还是脉证治疗等，都界定得比较清楚。同时确认了温病的临床特点：口渴；不即病（隐

含有潜伏期）；里热为主，没有或很少有表证，还指出温病的治疗原则是治
里热为主，当用寒凉以清热。因此，吴鞠通赞曰："细考宋元以来诸名家，
皆不知温病、伤寒之辨……王安道《溯洄集》中辨之最详，兹不再辨。"
（《温病条辨·原病篇》）清·杨璿《伤寒瘟疫条辨·寒热为治病大纲领辨》
评价："温病与伤寒异治处，唯刘河间、王安道始倡其说。兼余屡验得凶厉
大病，死生在数日间者，唯温病为然。"王履从根本上阐明了"寒温之争"
中的某些理论问题，促使温病的诊治能从伤寒体系中分化出来而自成体系。

4. 辨伤寒三阴病之寒热

刘完素提出"六经传受皆是热证"的观点。王履曰："观守真此论，则
伤寒无问在表在里，与夫三阳三阴，皆一于为热，而决无或寒者矣。"（《医
经溯洄集·伤寒三阴病或寒或热辨》）然而，三阴病确有用温热之剂治疗
的寒证。王履曰："观仲景此论，则伤寒三阴，必有寒证，而宜用温热之剂
也。"（《医经溯洄集·伤寒三阴病或寒或热辨》）由于辨析三阴证之寒热，
关系到"伤寒大纲领"，至关重要，因此王履专撰"伤寒三阴病或寒或热
辨"，翔实地阐明了三阴病的寒热属性。其曰："两说不同，其是非之判，必
有一居此者……自谓此是伤寒大纲领，此义不明，则千言万语，皆未足以
为后学式，况戕贼民生，何有穷极也哉！"（《医经溯洄集·伤寒三阴病或
寒或热辨》）

（1）辩驳三阴病无寒证

王履首先分析刘完素的立论，对三阴病无寒证之说进行了有理有据的
辩驳。刘完素曰："辨伤寒阴阳之异证者，是以邪热在表，腑病为阳；邪热
在里，脏病为阴。俗乃妄谓有寒热阴阳异证，误人久矣……寒病固有，非
汗病之谓也。且造化汗液之气者，乃阳热之气所为，非阴寒之所能也……
然既身内有阴寒者，止为杂病，终莫能为汗病也……虽仲景有四逆、姜、
附之类热药，是以治其本。里和，误以寒药下之太早；表热未入于里，而

寒下，利不止；及或表热里寒而自利者，急以四逆汤攻里，利止里和，急以解于表也。故仲景四逆汤证后，复有承气汤下热之说也。由是观之，伤寒汗病，《经》直言热病，而不言其有寒，无疑也。《经》言三阴证者，为邪热在脏、在里，以脏与里为阴，宜下热者也。"（《伤寒直格·伤寒总评》）王履分析归纳刘完素的理论依据。其曰："夫守真者，绝类离伦之士也，岂好为异说，以骇人哉……由其以伤寒一断为热而无寒，故谓仲景四逆汤，为寒药误下，表热里和之证，及为表热里寒，自利之证而立；又谓温里止利，急解其表；又谓寒病止为杂病。"从以下三个方面，对刘完素观点予以辩驳。

①关于"寒药误下，而成里寒"。刘完素"六经传受皆是热证"的论点之一，为"仲景四逆汤，为寒药误下，表热里和之证，及表热里寒，自利之证而立"，以此说明四逆汤证不是伤寒病证，而是误用药物所致病证。对此，王履指出："且如寒药误下，而成里寒者，固不为不无矣；不因寒药误下，而自为里寒者，其可谓之必无乎？殊不知阴经之每见寒证者，本由寒邪不由阳经，直伤于此，与夫虽由太阳，而始不及郁热，即入于此而致也。虽或有因寒药误下而致者，盖亦甚少，仲景所用诸温热之剂，何尝每为寒药误下而立？"通过阐释三阴寒证之病机，论证三阴病有寒证。另外，根据临床所见指出，伤寒寒证虽说有因寒药误下而致者，但并不多见，张仲景所用诸温热之剂，不可能每为寒药误下而设。

②关于"急解其表"。对里寒表热的自利病证，刘完素强调"急解其表"，治用寒凉。王履辩驳说："夫里寒外热之证，乃是寒邪入客于内，迫阳于外，或者虚阳之气，自作外热之状耳，非真热邪所为也。观仲景于里寒外热之证，但以温药治里寒，而不治外热，则知其所以为治之意矣。若果当急解其表，岂不于里和之后，明言之乎？"里寒外热证，是寒邪入客于内，迫阳于外；或虚阳之气，自作外热之状，非真热之邪所为。《伤寒论》

中对于里寒外热证的治疗，但以温药治里寒，而不治外热，说明里寒与表热之间，里寒是本。

③关于"寒病止为杂病"。刘完素"六经传受皆是热证"的论点之一，为"寒病止为杂病"，否定《伤寒论》所载寒证为伤寒病。王履以反问辩驳说："且三阴寒病，既是杂病，何故亦载于《伤寒论》，以惑后人乎？其厥阴病篇诸条之上，又何故每以伤寒二字冠之乎？"如果三阴寒病是杂病，不可能载于《伤寒论》中，厥阴病篇诸条之上，亦不可能每冠以"伤寒"二字。

总之，王履辩驳三阴证无寒证之说，为进一步提出自己的观点，奠定了基础。

（2）分析三阴病发病

王履分析三阴病的发病与传变特点。其曰："盖寒邪之伤人也，或有在太阳经郁热，然后以次而传至阴经者；或有太阳不传阳明少阳，而便传三阴经者；或有寒邪不从阳经，而始直伤阴经者；或有虽从太阳，而始不及郁热，即入少阴，而独见少阴证者；或有始自太阳，即入少阴，而太阳不能以无伤者；或有直伤即入，而寒便变热，及始寒而终热者。"

通常认为，伤寒之病必经阳经郁热而传三阴。而王履根据《伤寒论》，明确指出寒邪可"直中阴经"。其曰："仲景曰：病发热恶寒者，发于阳也；无热恶寒者，发于阴也。发于阳者，七日愈；发于阴者，六日愈。夫谓之无热恶寒，则知其非阳经之郁热矣。谓之发于阴，则知其不从阳经传至此矣。谓之六日愈，则知其不始太阳，而止自阴经发病之日，为始数之矣。"进而指出："仲景又曰：伤寒一二日，至四五日，而厥者，必发热。伤寒病，厥五日，热亦五日，设六日，当复厥，不厥者自愈。伤寒厥四日，热反三日，复厥五日，其病为进。夫得伤寒未为热，即为厥者，岂亦由传经入深之热邪，而致此乎？今世人多有始得病时，便见诸寒证，而并无或热者，此则直伤阴经，即入阴经者也。"

（3）以病机断三阴病之寒热

王履根据三阴病的病机，明确指出三阴病既有寒证，也有热证。其曰："夫三阴之病，则或寒或热。"

关于三阳病的病机与传变，王履指出："夫三阳之病，其寒邪之在太阳也。寒郁其阳，阳不畅而成热，阳虽人身之正气，既郁则为邪矣。用麻黄发表，以逐其寒，则腠理通，而郁热泄，故汗而愈。苟或不汗不解，其热不得外泄，则必里入，故传阳明，传少阳，而或入腑也。"在王履看来，寒邪侵袭太阳后，寒邪郁遏阳气，产生郁热，故而三阳病为热证。

关于三阴病的病机与传变，王履指出："其郁热传阴与寒便变热，则为热证；其直伤阴经及从太阳即入少阴，则为寒证，其太阳不能无伤，则少阴脉证，而兼见太阳标病，其始为寒，而终变热，则先见寒证，而后见热证。此三阴之病，所以或寒或热也。"

由此可知，王履认为，伤于寒邪，或为寒证，或为热证，关键在于是否有"寒邪郁遏阳气化热"的病变。因何会有传经、直伤，或即入，或先寒后热等病变？王履指出，是由于"邪气暴卒，本无定情，而传变不常故耳。故《经》曰：邪之中人也无有常，或中于阳，或中于阴"。王履的见解比较中肯且切合临床实际。

（三）崇尚造化，概述生理

王履所言之"造化"，既指天地创造演化，亦指自然万物。王履崇尚造化，在其仅遗存之《医经溯洄集》《小易赋》《华山图册》三本著作中，均体现了这一点。其"读《内经》六微旨论，至于亢则害，承乃制，喟然叹曰：至矣哉，其造化之枢纽乎"（《医经溯洄集·亢则害承乃制论》）。他认为"夫构合之初，神侔造化；胚胎之朕，体应乾坤"（《小易赋》），指出自己的创造源自"吾师心，心师目，目师华山"（《华山图册·重为华山图序》）的"师造化"。

王履"自谓万物皆备于我，非天地不能以备万物。万物备我者，《易》也。《易》在我，天地亦在我，况万物乎！于是作《小易赋》"（葛哲《溯洄叙》）。人是造化的产物，人体的生理体现了造化之机。在王履所著《小易赋》中，以歌赋体形式，概述了人体各部生成过程、位置、名称及功能。

1. 概述人体生成过程

王履首先概要地阐述了人体的生成过程。

①指出人禀受天地灵秀之气以成。即所谓："太极既判，二五攸分。凝真精而生物，禀灵秀以成人。"《小易赋》首句"太极既判，二五攸分"，有如《易·系辞》所说的"易有太极，是生两仪"，点出了全书的主题思想。《周易》是讲天、人、地之间的大的易理，而人体则具有小的易理，因而称其为"小易"。宇宙间最初是混沌一体的，自分为天地，分衍为阴阳、五行。此有如董仲舒《春秋繁露》所云："天地之气，合而为一，分为阴阳，判为四时，列为五行。""天地之精，所以生物者，莫贵于人。"周敦颐《太极图说》曰："二五之精，妙合而凝。"是其赋文用词的依据。

②概述生育可与天造地化的生生不息现象相配，胚胎怀孕按月出现不同的朕兆。其曰："原夫构合之初，神侔造化；胚胎之朕，体应乾坤。"

③概述脏腑、三焦、八脉、六经、络、骨、筋肉、穴道、毛窍等形体生成，神气具备，脱离母体。其曰："男左肾之先具兮，里血外精而阴焉中处；女右肾之先具兮，里精外血而阳焉内存。肾乃生脾，脾次生乎肝脏；肝仍生肺，肺复生其心君。心兮既成，受盛府、传化府之寖备；胆矣遂继，仓廪官、州都官之渐臻。若乃脏腑已完，三元伊始；绲缊不息，三焦斯峙。八脉复生，六经兹起。二六十二大络缨，一百八十系络缀。缠络与上相符，孙络不知其纪，三百六十五骨具，五百筋脉随生；六百五十五穴开，八万毛窍亦启。百体备全，灵光入体。日满期兮，昉离母尔。"

④概述出生后经变蒸过程，脏腑日渐充盛，心智逐渐成长。其指出："越三百五旬之日，变蒸既过；总五百七旬之余，大蒸亦已。形至于此，脏腑由是而能充。谷入于中，脉道以兹而可拟。知觉日增，聪明益至。原乎心也，固为主统之尊。求其柱焉，岂匪浑全之理。意乃心之所萌，情则性之所使。循物而有存者志之因，临事而不苟者虑之旨。"

2. 概述精、神、气、血、津、液功能

王履概要阐述了精、神、魂、魄、气、血、津、液、卫气、营气的功能。其指出：精"为生化之原，而当知所慎"；神"为存亡之本，而妙用无方"；魂"随神往来，主动以营身"；魄"并精出入，主静以镇身"；气"游行升降，运化充盈，以为呼吸出纳之本"；血"灌溉环流，滋荣溢蓄，以为视听举动之根"；津"温肌肉、充皮肤、泄腠理而为汗之濡润"；液"益脑髓、润皮肤、注骨属而便利其屈伸"；卫气"为水谷气之慓悍，故浊也而不得行于脉中"，"唯其温分肉、充皮肤、肥腠理而司开阖"；营气"为水谷气之精微，故清兮而独得行于脉里"，"唯其决死生、应刻数、利关节而濡骨筋"。

3. 概述人体各部位

王履概要阐述了人体各部位，所论各部位有形可见，既有其名称，又有其实质。其曰："由其显而具见，此形之名；则其实而有阂，此质之评。"对于"体、躯、骸、身"字义，王履也逐一进行解释，指出"体取其形貌之可测，躯取其小大之可明，骸义存于众骨，身义取于象形"。

（1）体表部位

王履从头面部、四肢、胸腹部、肩背腰骶部，依次概述了体表不同部位。以头面部举例，其曰："头后为项，项旁为颈。由囟而后兮则自顶，自颠而颠下，髓海之可验；由囟而前也则自发际，自额而额旁，两眉之堪征。耳上发际陷中，曲隅攸在；眼内深处连者，目系是萦。眉角当颜之两畔，鼻柱为颜之下承。眦为木臣，当辨夫内外上下之异；瞳为目主，有统乎络窠约裹之能。耳下曲颊端，颊车在于陷内；耳前两鬓脚，兑发乃其别称。眉居颜旁，待太阳、少阳两经之所养；髯居颊上，俟阳明、少阳两经之所荣。口下须兮，既资于手太阳经，而又资于少阳、阳明冲任之脉；口上髭也，独资于手阳明脉，而不资于少阳、阳明冲任之经。颊骨为颧，腮承颧而低处；腮下为颔，颐介颔而中凭。两耳之前上廉，斯为客主；曲颊之前动脉，是谓大迎。颐上陷中为承浆，颐下为渐；唇外两旁为侠口，唇内为龈。风府处乎后项，人中处乎上唇。"其依次指出头项、颜面、五官的不同部位，包括颈、项、囟门、髓海、耳上、眼内、眉角、鼻柱、眦、瞳、耳前下方、鬓、髯、髭、颧、腮、颔、颐、大迎、侠口、龈等。

（2）脏腑部位

王履概述了五脏的大体部位及六腑部位。其曰："气系居喉咙之前，连乎华盖；食系居咽门之下，接夫太仓。舌本上对为悬雍，喉咙上处为颃颡。心上有华盖之覆，心下有隔膜之横。肝在胃之右方，肝下则清净之府；脾在胃之左上，脾下则受盛之肠。论贲门则胃上口为是，曰幽门有胃下口之当。小肠下而右连大府，两肾下而前为膀胱。小肠下口之门为阑，大肠下口之门为肛。户门以名齿兮，取夫物由户入；飞门以名唇者，取乎动如飞扬。又吸门以称会厌，并六者而为七冲。"其论提到从口至肛的七冲门名称，而七冲门说法见于《难经·四十四难》中口唇为飞门，牙齿为户门，会厌为吸门，胃上口为贲门，胃下口为幽门，小肠下口为阑门，大肠下口为肛门。对于三焦部位，他指出："下焦兮自脐以下，上焦者自心以上。两焦之间，中焦之乡。"指出心包络为"膈上膜包之黄脂，此乃真心之裹；脂外如系之筋膜，是为包络之状。脏腑各有其系，赖此互相以通；其经络之十二，固左右而双行"。

（3）经络腧穴

王履概述了十二经脉、任督脉、跷脉及经穴分部。

对于十二经脉的循行走向，其概述曰："经络之十二，固左右而双行。足三阳经，从头走足；足三阴脉，从足走腹。手三阴，脏走手而相联；手三阳，手走头而互属。"此论本于《灵枢·逆顺肥瘦》，其曰："脉行之逆顺：手之三阴，从脏（胸）走手；手之三阳，从手走头；足之三阳，从头走足；足之三阴，从足走腹（至胸）。"

十二经在四肢部各有井、荥、输（原）、经、合五输穴，根据《灵枢·本输》所载"五脏（五阴经）五输，五五二十五输；六府（六阳经）六输，六六三十六输"，其曰："五脏俞兮五五；六腑俞兮六六。背脊穴谓俞；胸腹穴曰募。"

对于十二经脉、任督脉、跷脉长度，其曰："手六阴每脉三尺五寸也，六阳五尺而无赢；足六阴每脉六尺五寸兮，六阳八尺而非缩。两足有七尺五寸之数，跷脉可知；两经各四尺五寸之长，督任可卜。都总合十六丈矣，又一尺之有余；阴阳其五十度兮，一昼夜而相续。"此论本于《灵枢·脉度》所述：手六阳经（从手走头）长5尺（乘6）；手六阴经（从手至胸）长3尺5寸（乘6）；足六阳经（从足至头）长8尺（乘6）；足六阴经（从足至胸）长6尺5寸（乘6）；阴阳跷脉（从足至目）长7尺5寸；督脉任脉（前后正中）长各4尺5寸。《灵枢》是按全身长度（8尺）折量各局部的长度（骨度），从而折算各经脉的长度（脉度）。手足三阴三阳经脉均左右对称，故按其止点长度乘6计算。手六阳经得3丈，手六阴经得2.1丈；足六阳经得4.8丈；足六阴经得3丈5尺；外加阴阳跷脉、任脉、督脉，总为十六丈二尺。《灵枢·五十营》还专论全身气血一昼夜要经过50次运转、营运，这是赋文"都总合十六丈矣，又一尺之有余；阴阳其五十度兮，一昼夜而相续"的依据。

《小易赋》文末曰："能熟此以无忘，亦庶几其汝玉。"强调能掌握人体形态生理的内容且不忘记，将有很大帮助。可见王履对人体造化的重视。

（四）着重审因，正名察形

明确疾病的概念、病因病机、诊断，是正确治疗的前提。王履就此提出："有病因，有病名，有病形。辨其因，正其名，察其形，三者俱当，始可言治矣。一或未明，而曰不误于人，吾未之信也。"（《医经溯洄集·伤寒温病热病说》）王履指出审因、正名、察形在临床中的重要性，并据此对一些病证的概念、病因病机、症状进行了阐发。

1. 审因

审因，即审查疾病原因。关于疾病的原因，《黄帝内经》中提到多种内伤、外感的原因，但没有所谓"病因"的说法。王履则明确提出"病因"这一术语，提出因病知原，并讨论了多种致病因素的性质和特点，揭示了某些疾病发生的基本原理。

（1）提出"因病知原"

疾病的发生，以患者出现一定的症状和体征作为标志，而这些症状或体征必有其特定原因。王履认为临床实践中，对病因的认识，是通过由果析因的方法而达到的，提出"因病知原"，即"因病始知病原之理"，明确指出了中医学探求病因的主要方法——审证求因。其曰："夫洞泄也，痎疟也，咳与痿厥也，温病也，皆是因其发动之时形诊昭著，乃逆推之，而知其昔日致病之原，为伤风、伤暑、伤湿、伤寒，非是初受邪伤之时，能预定其今日必为此病。"（《医经溯洄集·四气所伤论》）此言医生是通过诊察病形，搜集病情资料，立足于机体当前的整体反应，逆向推理判断其病因，而并非在开始感受邪气时即能预定其以后所患何病。

王履指出疾病发生的原因是多方面的，医者须从临床具体情况详加分析，即使"经中每有似乎一定不易之论，而却不可以为一定不易者"（《医经溯洄集·四气所伤论》)。临床实践中，对病因的认识，是通过由果析因的方法，存在着一因多果、一果多因等复杂情况。王履举例说："且以伤风言之，其当时而发则为恶风、发热、头疼、自汗、咳嗽、喘促等病，其过时与久而发，则为疠风、热中、寒中、偏枯、五脏之风等病。""湿滞经络，故四肢痿弱无力，而或厥冷……湿气久客不散，至冬而寒气大行，肺恶寒，而或受伤，故湿气得以乘虚上侵于肺，发为咳嗽也。"(《医经溯洄集·四气所伤论》)更何况邪气有"传变聚散无常"，正气有"虚实不等"，发病与否，病情如何，还取决于邪气的消长转化与双方的具体情况。因此，人感受邪气后，有即时发病者，有过时发病者，还有因正气抗邪而使邪气消散遂不发病者，即便感受相同邪气，未必皆患同样的病证。据形症以求病因，这是临证必然之事。从现在的形症，推测既往的病原，考虑将来的演变，须从病邪的聚散、正气的虚实、体质的强弱、时令的太过不及等方面，综合加以分析，可以断其然，而不能断定其必然。

王履从"因病知原"的角度，阐发《黄帝内经》《伤寒论》之旨，提出不少新的见解。如《医经溯洄集·四时所伤论》中，反对前人阐释《黄帝内经》四时发病时，将感受时令之邪与逾时发为何病之间，视为一种必然联系；并评论这些论述"往往有泥于'必'之一字"，实则"皆不得经旨者，盖由推求太过故也"。王履分析说，《黄帝内经》所述出现的证候，只是伏邪逾时发病的一种情况，而并非必然，故而不当以四气之因来推导致病之理，应该以临床见证为依据，因发知受，审证求因。虽然王履未对病因学说进行深入系统的论述，但他道出了中医病因学最重要的特点，洵有卓识，可谓发前人之所未发。

（2）据因分内外伤

疾病的发生，必须有某种致病因素。致病因素作用于机体的某个部位，使气化失常、阴阳气血偏盛偏衰，导致寒热虚实等性质的病理改变，就产生疾病。王履根据致病因素将疾病分为外伤、内伤二类。其曰："夫感天之邪气，犯贼风虚邪，外伤有余之病也。""感水谷寒热，食饮不节，内伤不足之病。"(《医经溯洄集·外伤内伤所受经言异同论》) 外伤，指感受六淫外邪之病；内伤，指饮食不节、劳役所伤之病。

王履此论是基于《黄帝内经》的病因阴阳分类，并参考陈无择病因分类，而对李东垣理论的进一步深入发挥。《黄帝内经》的病因分类，为"夫邪之生也，或生于阴，或生于阳。其生于阳者，得之风雨寒暑。其生于阴者，得之饮食居处，阴阳喜怒"(《素问·调经论》)。根据邪的来源，以人体内外为阴阳，将病因分类为"生于阴""生于阳"两大类：风雨寒暑等自然气候异常变化，因其源于体外环境的变化，侵袭人体外部肌表而属阳；饮食失节、起居失常、房事过度及情志过激等，来源于人体本身的活动，首先伤及人体内脏而属阴。宋·陈无择所著《三因极一病证方论》提出六淫邪气为外所因，七情为内所因，饮食、劳倦、虫兽、金刃为不内外因。金·李东垣《内外伤辨惑论》曰："外伤风寒客邪有余之病，当泻不当补；内伤饮食劳役不足之病，当补不当泻。"王履赞同李东垣之观点，谓："自此论一出，而天下后世，始知内外之伤有所别，而仲景之法，不可例用矣。其惠也，不其大哉！"(《医经溯洄集·内伤余议》) 据此，王履将"生于阴""生于阳"两大类，提炼称为内伤、外伤两大类，使之与临床实际更为紧密。

王履的观点对后世以外感、内伤分类疾病，立论治法不同产生了深远影响。如张介宾《类经·疾病类·十九》注释说："风雨寒暑生于外也，是为外感，故曰阳；饮食居处、阴阳喜怒，生于内也，是为内伤，故曰阴。"张介宾更换此处"生于阴""生于阳"之说，被视为后世疾病外感、内伤分类法的来源。

（3）阐发致病机理

王履重视审查病因，在《医经溯洄集》中，阐发了包括六淫、情志、饮食、劳倦、医误等多种致病因素对人体的损伤机理。

如在《四气所伤论》《中暑中热辨》《伤寒温病热病说》《外伤内伤所受经言异同论》等篇章中，阐发了风邪、暑邪、寒邪、湿邪的致病机理。如湿气致病，"至于地之湿气，亦未必专害皮肉筋脉，而不能害脏腑。湿气浸润，其性缓慢，其入人也以渐，其始也自足，故从下而上，从浅而深，而多伤于皮肉筋脉耳"（《医经溯洄集·外伤内伤所受经言异同论》）。

如在《医经溯洄集·内伤余议》中，阐述了劳役致病。其曰："盖劳动之过，则阳和之气，皆亢极而化为火矣。"又曰："夫有所劳役者，过动属火也，形气衰少者，壮火食气也，谷气不盛者，劳伤元气，则少食而气衰也。"

如在《医经溯洄集·积热沉寒论》中，对医误导致的寒证、热证进行阐述。其曰："虽然寒也，热也，苟未至于甚，粗工为之而不难……且以积热言之，始而凉和，次而寒取，寒取不愈，则因热而从之，从之不愈，则技穷矣，由是苦寒频岁而弗停。又以沉寒言之，始而温和，次而热取，热取不愈，则因寒而从之，从之不愈，则技穷矣，由是辛热比年而弗止。苦寒益深，而积热弥炽，辛热大过，而苦寒愈滋。"

2. 正名

"正名"一词，于医书首见于《黄帝内经》。《素问·六节藏象论》曰："气合而有形，因变以正名。"意为天地阴阳之气相合而化生万物，阴阳之气变化多端，故自然界万物的形态各异，前人根据事物不同的形态，确定了不同的名称。了解各种名称，有助于认识纷繁的事物。《灵枢·顺气一日分为四时》曰："气合而有形，得藏而有名。"就医学而言，邪气侵犯人体，而产生病证，亦即病形，据邪气所客之脏的不同，而有不同的病名，如在长期的医疗实践中，医生便是根据疾病的临床表现，剖析病机确定出种种病名的。

王履重视对医学概念的正确理解，认为为免因名乱实，必先正名。王履所指之"名"，包括病名、证候之名、症状之名等，这些名称与临床实际是否相符，决定着正确的治疗，若理解错误，会导致诊治的混乱，影响人的性命，因此王履说："因名乱实，而戕人之生，名其可不正乎。"（《医经溯洄集·伤寒温病热病说》）

王履在病名、证候之名、症状之名的鉴别方面做了不少阐发。如他在《医经溯洄集·伤寒温病热病说》中指出："且如伤寒，此以病因而为病名者也；温病、热病，此以天时与病形而为病名者也，由三者皆起于感寒，或者通以伤寒称之。夫通称伤寒者，原其因之同耳，至于用药，则不可一例而施也。"从病名、病因角度阐明伤寒、温病、热病三者从病因而言皆为中寒，故统称为伤寒，但因三者发病时机、症状不同而又分称，辨清了三者区别与联系，为伤寒、温病、热病的正确治疗奠定了基础。

又如，在《医经溯洄集·中风辨》中指出："中风者，非外来风邪，乃本气自病也……殊不知因于风者，真中风也；因于火，因于气，因于湿者，类中风而非中风也。"通过对中风病病名的修正，纠正了人们对这两类不同疾病的错误认识。

《医经溯洄集·张仲景伤寒立法考》中指出："虽有阴毒之名，然其所叙之证，不过面目青，身痛如被杖，咽喉痛而已，并不言阴寒极甚之证……窃谓阴寒极甚之证，固亦可名为阴毒，然终非仲景所以立名之本意，观后人所叙阴毒，与仲景所叙阴毒，自是两般，岂可混论。"说明《伤寒论》中的"阴毒"与后世人所述，名同而实不同。

作《医经溯洄集·中暑中热辨》，批判张元素、李东垣以静动所得而分暑热的论点。王履认为"避暑于深堂大厦，得头疼恶寒等症，盖亦伤寒之类耳，不可以中暑之名"。因此，"所谓静而得之之症，虽当暑月，即非暑病，宜分出之，勿使后人有似同而异之感"，并对于中暑和中热，正确地指出"其实一也"。

王履在《小易赋》中亦强调正名的重要性："又当知四海、四街、三关之名；尤宜考六根、六结、八会之目。九脏可说，四关、十二原岂不可言；七神有归，八溪、十六部谁无所属。既如五官、五神、五志、六精之类固可旁推；至若五液、五色、五窍、六体之流不及尽录。能熟此以无忘，亦庶几其汝玉。"

继王履在诊治疾病中强调正名后，引起了后世医家的重视。吴又可《温疫论》下卷中专设正名一条，探讨"温疫"之名；张景岳《景岳全书·卷之十一从集·杂证谟》探讨"非风"证时认为："凡诊诸病，必先宜正名"，指出厥与风不同："此名之不可不正，证之不可不辨也。但名得其正，又何至有误治之患。"清·尤在泾曰："夫治病者，必先识病；欲识病者，必先正名。名正而后证可辨，法可施矣。惜乎方法并未专详。然以意求之，无不可得，在人之致力何如耳。"（《伤寒贯珠集·卷二·太阳篇下》）

3. 察形

王履提出诊断疾病应重视诊察病形，病形即症状和体征。通过四诊对病形进行详细诊察，尤其是各种症状，方可正确判断病种及疾病的病因、病机，为治疗提供可靠的依据。其云："世有《太素脉法》，虽或预知死亡之期，然亦是因诊之昭着，而始能知耳。"（《医经溯洄集·四气所伤论》）尤其是对于病因的判断，当根据发病时的病形进行推论，如作《中风辨》，对河间、东垣、丹溪所提出的不同于《黄帝内经》《金匮要略》《备急千金要方》之病因说，认为这个争论应该拿到临床证候的分析方面来解决。"风、火、气、湿之殊，望闻问切之异，岂无所辨乎？"因而提出"辨之为风，则从昔之治；辨之为火，气，湿，则从三子以治"。

王履所说的察形，实际上还包含类证鉴别这一重要内容。类证鉴别，就是把表面相似而实质不同的两种以上的疾病进行比较、区别，以排除疑似病证，得出确切诊断，它是辨证论治的重要组成部分。进行类证鉴别，医者必须或独立思考，或相互请教，或查阅资料，而分析比较，这便有助于促进理论深化和实践水平的提高。可以说，《医经溯洄集》中的大多数篇幅都论到察形与病因、病机的联系。其辨中风、中暑、伤寒、温病、二阳病、阴毒、厥、逆、呕、吐、干呕、哕、咳逆等都是在察形。

王履明确提出病因、病名、病形在疾病诊断中的价值和意义，对后世深有影响。如李中梓在《伤寒括要》下卷中专设"问因察症正名总论"篇曰："夫伤寒者，病势险重，症绪繁多。若非问因、察症、正名，未有不误者也。"吴又可在《温疫论·卷下·伤寒例正误》亦曰："凡病先有病因，方有病证，因证相参，然后始有病名，稽之以脉，而后可以言治。"

王履

临证经验

一、论辨病症

（一）论辨中风

中风又名卒中，是以突然昏仆、不省人事、半身不遂、口眼歪斜、语言不利为特征的急性病证。对于中风的病因学认识，金元以前主外风说。金元时期刘完素、李东垣、朱丹溪对中风的病因病机与治疗提出了新的见解，使"不善读其书者，往往致乱"。王履总结当时医家无所适从的感受，曰："吁！昔人也，三子也，果孰是欤？果孰非欤？以三子为是，昔人为非，则三子未出之前，固有从昔人而治愈者矣；以昔人为是，三子为非，则三子已出之后，亦有从三子而治愈者矣。"为此，王履在《医经溯洄集·中风辨》中对中风病加以辨析，提出中风有"真中风""类中风"之分，统一了历代医家对中风病因学的混乱认识，为后世所遵循。

1. 真中风

王履明确指出中风病之症状"有卒暴僵仆，或偏枯，或四肢不举，或不知人，或死，或不死者，世以中风呼之，而方书亦以中风治之"，其中"因于风者，真中风也"，明确将外风所致中风名为"真中风"。

王履引经据典，说明感受风邪可导致中风。如《黄帝内经》中有偏枯者为风邪所中之论："《内经》曰：风者，百病之始也。又曰：风者，百病之长也，至其变化，乃为他病，无常方，又曰：风者，善行而数变。又曰：风之伤人也，或为寒热，或为热中，或为寒中，或为疠风，或为偏枯，或为风也。其卒暴僵仆，不知人，四肢不举者，并无所论，止有偏枯一语而已。"《备急千金要方》中有偏枯、不知人者为风邪所中之论："《千金方》则引岐伯曰：中风大法有四，一曰偏枯，二曰风痱，三曰风懿，四曰风痹，解之者，曰：偏枯者，半身不随；风痱者，身无痛，四肢不收；风懿者，奄忽不知人；风痹者，诸痹类风状。"而《金匮要略·中风历节病脉证并治》曰："寸口脉浮而紧，紧则为寒，浮则为虚，寒虚相搏，邪在皮肤，浮者血虚，络脉空虚，贼邪不泻，或左或右，邪气反缓，正气即急，正气引邪，喝僻不遂。邪在于络，肌肤不仁；邪在于经，即重不胜；邪入于腑，即不识人；邪入于脏，舌即难言，口吐涎沫。"王履综合《黄帝内经》《备急千金要方》《金匮要略》之论指出，卒暴僵仆、不知人、偏枯、四肢不举等症，"固为因风而致者矣"。用大小续命、西州续命、排风、八风等诸汤散治疗中风有效，亦说明中风有外风所致者。

2. 类中风

王履分析概括刘完素、李东垣、朱丹溪的观点，提出"因于火，因于气，因于湿者，类中风而非中风也"，明确将非外风所致的中风名为"类中风"。

王履曰："河间主乎火，东垣主乎气，彦修主乎湿，反以风为虚象，而大异于昔人矣。"刘完素论中风，以火为主。《素问玄机原病式·火类》曰："中风瘫痪者，非谓肝木之风实甚而卒中之也，亦非外中于风尔。由乎将息失宜，心火暴甚，肾水虚衰不能制之，则阴虚阳实，而热气怫郁，心神昏冒，筋骨不用，而卒倒无所知也。多因喜怒思悲恐五志有所过极而卒中者，由五志过极，皆为热甚故也。"李东垣论中风，以气虚立论。《医学发明》曰："中风者，非外来风邪，乃本气病也。凡人年逾四旬气衰之际，或因忧喜忿怒伤其气者，多有此疾。壮岁之时无有也。若肥盛则间有之，亦是形盛气衰而如此。"朱丹溪论中风，主湿痰说。《丹溪心法·中风》曰："西北气寒为风所中，诚有之矣；东南气温而地多湿，有风病者非风也，皆湿土生痰，痰生热，热生风也。"王履进而指出："以余观之，昔人、三子之论，皆不可偏废；但三子以相类中风之病视为中风而立论，故使后人狐疑而不能决；殊不知因于风者，真中风也；因于火，因于气，因于湿者，类中风而非中风也。三子所论者，自是因火、气、湿而为暴病暴死之证，与风何相干也哉？若以因火、气、湿证分出之，则真中风病彰矣。"

王履从病因学角度对中风病进行了合理的辨析归类，提出了真中风和类中风两个病名，揭开了中风学说中的千古迷雾，对于中风病的辨证施治有导向作用。王履指出："辨之为风，则从昔人以治；辨之为火、气、湿，则从三子以治。"既然中风可因非风邪所致，并非一定不变之证，当然只有以辨证为准，随证治之。清·喻昌在《医门法律》中分析道："刘河间主火为训，是火召风入，火为本；风为标矣。李东垣则主气为训，是气召风入，气为本，风为标矣。朱丹溪则主痰为训，是痰召风入，痰为本，风为标矣……王安道谓审其为风，则从《内经》；审其为火、为气、为痰，则从三子。"王履之论不但对中风的病因病机学说，而且对中风的诊断治疗，都有重要的启示。其意义在于，不执一家之偏，使中风的理论切于实际，趋于完善。

后世医家对此评价甚高。如明·张景岳评价："第在《内经》则原无真中、类中之分，而王安道始有此论，予甚善之。"（《景岳全书·论古今中风之辨》）"王安道有真中类中之辨，所当察也。后世不明此义，不唯以类风者认为真风，而且以内夺暴厥等证俱认为风，误亦甚矣。"（《类经·疾病类·肾风风水》）清·叶天士评价："至王安道出，推河间、东垣非风之说，丹溪湿痰之言，遂以古论为真风。"（《叶选医衡·中风五派异同论》）清·蒋宝素评价："王安道谓刘、李、朱三子，以类中风之病视为中风而立论，故使后人狐疑而不能决。此安道之论，诚绝类离伦之见。"（《医略十三篇·真中风第一》）

（二）论辨中暑

关于中暑、中热，《伤寒论》中有相关条文，但未明确其概念。张元素、李东垣以动静区分中暑、中热，并各确立为阴证、阳证。李东垣所著《脾胃论·黄芪人参汤》曰："避暑热于深堂大厦得之者，名曰中暑。其病必头痛，恶寒，身形拘急，肢节疼痛而烦心，肌肤火热，无汗，为房室之阴寒所遏，使周身阳气不得伸越，大顺散主之。若行人，或农夫，于日中劳役得之者，名曰中热。其病必苦头痛，发躁热，恶热，扪之肌肤，大热，必大渴引饮，汗大泄，无气以动，乃为天热外伤肺气，苍术白虎汤主之。洁古云：静而得之为中暑，动而得之为中热。中暑者，阴证，当发散也；中热者，阳证，为热伤阳气，非形体受病也。"总之，张元素、李东垣认为，中暑是静而得之，为阴证，主以大顺散；中热是动而得之，为阳证，主以苍术白虎汤。王履不赞同张元素、李东垣之观点，在《医经溯洄集·中暑中热辨》中对中暑、中热加以辨析，提出中暑乃中热，指出了中暑之病因病机。

1. 中暑乃中热

王履辨析中暑、中热之病名，指出："暑热者，夏之令也，大行于天地间……于是受伤而为病，名曰中暑，亦名曰中热，其实一也。"中暑、中热之名，是根据所受邪气之源而命名，二者皆因暑热邪气侵袭所致，虽然病名不同，实则为相同疾病。

夏日之热病，并非均是中暑、中热。王履分析李东垣所言中暑之病因，指出该病不能称之为中暑："彼避暑于深堂大厦，得头疼、恶寒等证者，盖亦伤寒之类耳，不可以中暑名之。其所以烦心，与肌肤火热者，非暑邪也，身中阳气受阴寒所遏而作也，既非暑邪，其可以中暑名乎？"其意为，患者虽发病在暑天，症状表现为心烦、肌肤火热，但因感受阴寒之邪侵袭，阳气郁遏于内而致，而非感受夏季暑热之邪而病。因此，从感受邪气性质而言，属于伤寒之类，故不能称之为中暑。此"所谓静而得之之证，虽当暑月，即非暑病。宜分出之，勿使后人有似同而异之惑"。大顺散方出自

《太平惠民和剂局方》，原方治疗夏日引饮过多，脾胃湿盛，水谷不分，霍乱吐泻。王履分析大顺散方，指出大顺散方适应病证亦非中暑。其云："夫大顺散一方，甘草最多，干姜、杏仁、肉桂次之，除肉桂外，其三物皆炒者，原其初意，本为冒暑伏热，引饮过多，脾胃受湿，呕吐，水谷不分，脏腑不调所立，故甘草干姜皆经火炒熟，又肉桂而非桂枝，盖温中药也，内有杏仁，不过取其能下气耳。"

总之，王履明确指出中暑之病因为暑热之邪侵袭所致，并非暑季热病均是中暑，强调病因是确定疾病的重要依据。

2. 中暑的病机与治疗

王履指出中暑之病因病机："暑热者，夏之令也，大行于天地之间。人或劳动，或饥饿，元气亏乏，不足以御天令亢极，于是受伤而为病……夫中暑热者，固多在劳役之人，劳役则虚。虚则邪入，邪入则病。不虚则天令虽亢，亦无由以伤之。"中暑可用苍术白虎汤类治疗，但非通行之药。其曰："其苍术白虎汤虽宜用，然亦岂可视为通行之药，必参之治暑诸方，随所见之证而用之，然后合理。"王履指出世俗之误："今之世俗，往往不明，类曰：夏月阴气在内，大顺散为必用之药。吁！其误也，不亦甚欤。"据此，王履指出将人体正常之阴气理解为病邪之寒气，为世俗将大顺散视为夏月必用药之误的原因，其曰："夫阴气非寒气也，盖夏月阳气发散于外，而阴气则在内耳。岂空视阴气为寒气，而用温热之药乎？阴果为寒，何以夏则饮水乎。"王履未明确指出中暑之方。对此，清·钱潢指出："王氏此论，伤寒暑病划然。颇足证前人之失。但治暑诸方，大概皆出于后人之手，非活法也。不若参之仲景诸法。虽无方可据，而其治法，则于脉证，乃禁汗禁下中可推也。所以不立方者，盖欲令人随证变通。非若后人之大顺散及苍术白虎汤，使人通行概用也。"（《伤寒溯源集·卷之五·温病风温痉湿暍·中暍证治第十》）

王履从病因角度，明确界定了"中暑"的概念，对后世产生了深远影响。明·赵献可《医贯·中暑伤暑论》遥承其此意，指出"或深堂亭阁、过处凉室，以伤其外；或浮瓜陈李、过食生冷，以伤其内"，都是阴证，与感受暑热之气不可同日而语。清·蒋宝素《医略十三篇·暑证第四》赞同曰："冬温不可名伤寒，则静而得之，避暑凉阴，有意违时之夏感，不可名中暑，王安道已辨其误。"清·王士雄《随息居重订霍乱论·病情篇第一·寒证》亦赞同王履之论："冰瓜水果，恣食为常，虽在盛夏之时，所患多非暑病，王安道论之详矣。"清·戴谷荪《谷荪医话·暑》评价："东垣以大顺散治静而得之中暑，以苍术白虎汤治动而得之中热，此等谬见，《溯洄集》辨之已详。"

（三）论辨四逆

金·成无己《注解伤寒论》阐述了四逆与厥的区别，指出"四逆者，四肢不温也；厥者，手足冷也。伤寒邪在三阳，则手足必热；传到太阴，手足自温；至少阴，则邪热渐深，故四肢逆而不温；及至厥阴，则手足厥冷，是又甚于逆。经曰：少阴病，四逆，其人或咳，或悸，或小便不利，或腹中痛，或泄痢下重者，四逆散主之，方用柴胡、枳实、芍药、甘草，四者皆寒冷之物，而专主四逆之疾，是知四逆非虚寒之证也。四逆与厥相近而非，经曰：诸四逆厥者，不可下，是四逆与厥有异也"。王履不赞同成无己之观点，在《医经溯洄集·伤寒四逆厥辨》中，具体论述了四逆与厥的异同。

1. 四逆与厥之症状

王履认为四逆与厥的相同症状为手足寒冷。其曰："仲景言四逆与厥者非一，或曰四逆，或曰厥，或曰厥逆，或曰厥冷，或曰厥寒，或曰手足逆冷，或曰手足厥逆，或曰手足厥冷，或曰手足厥逆冷，细详其义，俱是言寒冷耳……不谓逆厥，有不温与冷之别也。故又曰：厥者，手足逆冷是也，以逆冷二字释厥字，足见逆即厥，厥即逆也，故字书曰："厥者，逆也。"王履分析《伤寒论》文本中"逆"与"厥"二字用法，指出逆、厥二字均为手足寒冷之意，四逆、厥、厥逆、厥冷、厥寒、手足逆冷、手足厥逆、手足厥逆冷等病证都有手足寒冷之症状。

王履进一步指出四逆与厥的症状之别。其曰："厥、逆二字，每每互言，未尝分逆为不温，厥为冷也。然四肢与手足却有所分，其以四字加于逆字之上者，是通指手足臂胫以上言也。其以手足二字加于厥逆、厥冷等之上，及无手足二字者，是独指手足言也，既曰不温，即为冷矣，尚何异乎。"从张仲景原文来看，提到四逆时，通指手足臂胫；提到手足厥逆、手足厥冷或厥逆、逆冷，则独指手足而言。王履分析说："仲景所谓诸四逆厥者，不可下。盖以四逆，为四肢通冷，厥为手足独冷，而臂与胫以上不冷耳。"由此明确指出四逆与厥均为手足寒冷，但两者在寒冷部位上有所区别。四逆，指四肢通冷至臂与胫；厥，为手足独冷但臂与胫以上不冷，细化了对逆与厥临床特征的认识。

2. 四逆与厥之病情

王履根据《伤寒论》原文指出，从病情而言四逆重而厥轻。其云："仲景曰：少阴病，吐利，躁烦，四逆者，死。又曰：少阴病，四逆，恶寒而身蜷，脉不至，不烦而躁者，死。又曰：少阴病，吐利，手足厥冷，烦躁欲死者，吴茱萸汤主之。"可知，同为少阴病，前两条所论为死证，症状为四逆；而最后一条所论为可治证，症状为厥冷。由此可见，虽然有其他症状，但"死"者以四逆言，可治者以厥冷言，因此认为四逆重于厥。另外，仅从症状来看，四逆是四肢通冷，其病为重，而厥是手足独冷，其病为轻。

3. 四逆与厥之病机

王履根据《伤寒论》原文，阐发四逆的病机，指出四逆、厥虽然表现为手足冷，但分寒证、热证。其云："逆厥虽俱为寒冷，而却有阴阳之殊焉。

热极而成逆厥者，阳极似阴也；寒极而成逆厥者，独阴无阳也。阳极似阴，固用寒药；独阴无阳，固用热药。仲景以四逆散寒药治四逆一条，此阳极似阴之四逆也……是知四逆亦犹厥之有寒有热，固不可谓四逆，专为热邪所作也。"

清·叶天士《叶选医衡·厥论》评价："安道所论，乃伤寒手足之厥冷也，证既不同，治法亦异，可称明辨。"

（四）论辨呕、吐、哕、咳逆

临床上呕、吐、哕、咳逆症状相似，易名实不符。成无己《伤寒明理论》指出："呕者，有声者也，俗谓之啘。吐者，吐出其物也，故有干呕而无干吐。是以于呕则曰食谷欲呕，及吐则曰饮食入口即吐，则呕吐之有轻重可知矣。又曰：哕者，俗谓之咳逆是也。"王履认为成无己辨析不精，专撰《呕吐干呕哕咳逆辨》，通过分析张仲景、李东垣相关论述，对呕、吐、哕、咳逆进行了鉴别。

1. 辨干呕与哕症状之别

王履分析《伤寒论》中多处论及呕、吐、干呕、哕之条文，指出"干呕者，其声轻小而短；哕者，其声重大而长。长者虽有微甚之分，盖一证也"。张仲景将干呕、哕视为不同症状，哕与干呕相比，症状显然更重。其曰："仲景于干呕则皆平易言之，于哕则曰：太阳中风，火劫发汗后，久则谵语，甚者至哕。又曰：阳明中风，若不尿，腹满加哕者，不治。又曰：大吐，大下之极虚，复极汗出者，因得哕。虽亦间有似平易言者，然比之言干呕，则径庭矣。"王履进一步分析，曰："干呕与哕，东垣视为一，仲景视为二。由为一而观之，固皆声之独出者也；由为二而观之，则干呕乃哕之微，哕乃干呕之甚。"李东垣将干呕、哕视为相同的症状，之所以这样认为，是因两者皆是独有声出而无物出；而张仲景将两者视为不同症状，则因干呕乃哕之微，哕乃干呕之甚。干呕者，其声轻小而短；哕者，其声重大而长。由此，王履综合张仲景、李东垣之认识，指出从症状来看，哕与干呕相比，其声重而长，仅仅是微甚之分。

2. 辨呕与干呕症状之别

关于呕与干呕之区别，王履曰："夫仲景以声物兼出而名为呕，以物独出而名为吐，以声独出而名为干呕。唯其呕兼声物，故无物而声空鸣者，乃谓之干，干犹空也。至于吐，则是必有物矣，其可谓之干乎，仲景于呕字上加一干字，所以别夫呕为声物兼出者耳。"依据仲景之说，指出呕是声与物兼出者，吐是以物独出者，干呕是以声独出者。

王履详细举例反证了呕不可能为独有声。"仲景曰：呕家，有痈脓者，不可治，呕尽脓自愈。夫谓之呕尽脓，其可以呕为独有声乎？至于曰得汤则呕，得食而呕，饮食呕，贪水者必呕之类，亦不可以呕为独有声矣。"如果呕为独有声，临床上呕尽脓愈、得汤则呕、得食而呕、饮食呕、贪水者必呕等状况是不存在的。"又少阴病，下利，用通脉四逆汤一条，其所叙诸证，既有干呕之文，何下文加减法中，又曰：呕者加生姜乎？设仲景果以呕为独有声，则不当又立干呕之名矣。观其既曰呕，又曰干呕，则其义之殊别也，讵不着明也哉！"在张仲景看来，呕与干呕是有区别的。呕并非指"独有声"，否则又立干呕之名是没有意义的。张仲景既曰呕，又曰干呕，显然是因为两者所指不同。

《伤寒论》中有"欲呕""欲吐"，但无"欲干呕""欲哕"。王履指出："夫欲之为义，将出未出，而预有所觉之辞也。"将出未出而预觉者，只能针对有形之物而言，无形之声不可能预先有将出未出之感觉。因为有形之物，将出乎胸膈之间，则虽未出，但可以提前有所感觉；而无形之声，则不可能提前预知其将出，必然是待其出后方可以知道。因为呕与吐，主有形之物言，因此可谓之欲，而干呕与哕，主无形之声言，故不可谓之欲。

3. 辨咳逆、哕症状之别

王履考证《伤寒论》，详细描述了咳逆与哕逆在症状上的根本区别："咳逆、哕逆不同。咳逆言其声之才发而遽止，虽发止相续有至数十声者，然而短促不长，有若咳嗽之咳然，故曰咳逆；哕逆则言其似欲呕物以出，而无所出，但声之浊恶长而有力，直至气尽而后止，非如干呕之轻而不甚，故曰哕逆。二者皆由气之逆上而作，故俱以逆言之。""咳逆"二字，仅见于《伤寒论·辨脉平脉法》中，而"哕"在六经病篇及汗下可否诸篇中皆有记载。后人因见六经病篇及汗下可否诸篇，只有哕而无咳逆，遂谓哕即咳逆，而以哕逆为咳逆之名。实际上，哕逆与干呕同类，其曰："《金匮要略》曰：病患胸中似喘不喘，似呕不呕，似哕不哕，彻心中愦愦然无奈者，生姜半夏汤主之。干呕哕，若手足厥者，橘皮汤主之。哕逆者，橘皮竹茹汤主之。观此则仲景所谓哕逆，但指与干呕同类者言。"

4. 辨干呕、吐、呕与哕病情轻重之别

王履比较干呕、吐、呕、哕之病情时指出，干呕轻于吐，吐轻于呕，而三者均轻于哕。哕之重，非三者可比。其曰："虽然以呕与吐较之，吐轻于呕，以吐与干呕较之，干呕轻于吐，然三者亦各自有轻重，不可定拘也。但以呕、吐、干呕与哕而较，则哕之为重，必非三者之比矣。故《太素》曰：木陈者，其叶落；病深者，其声哕。"因此，哕虽亦有轻而可治，重而不可治者，但是病至于哕，总体而言不易治疗。

总之，王履从症状、病情轻重等，对呕、吐、哕、咳逆进行了详细的鉴别。清·叶天士《叶选医衡·哕逆咳逆干呕呕吐五证辨》评论曰："安道之论哕与咳逆，余虽未能从，若夫干呕与吐之辨，则信乎千古定论也。"

二、阐明病机 🦅

（一）内伤发热

金·李东垣《内外伤辨惑论》曰："夫饮食劳倦伤而内热者，乃阴火乘其坤土之位，故内热以及于胸中也。"饮食劳倦伤而内热，属内伤发热，李东垣以"阴火乘其坤土之位"阐释其病机。《素问·调经论》中有内伤发热相关论述："帝曰：阴虚生内热，奈何？岐伯曰：有所劳倦，形气衰少，谷气不盛，上焦不行，下脘不通，胃气热，热气熏胸中，故内热。"基于《黄帝内经》之论，王履不赞同李东垣之观点，其曰："东垣所谓劳役形体，所谓饮食失节而致热者，此言正与《调经论》篇之旨相合，固宜引此段经文，于《内外伤辨》以为之主，而乃反不引此，却谓阴火乘土位，故内热及胸中，此不能无疑者也。"故撰专篇《内伤余议》对内伤发热病机进行了阐发。

王履指出，内伤发热的病机非阴火，而是气郁发热。其曰："内热之作，非皆阴火也，但气有郁，则成热耳。"李东垣认为内伤发热证的病因病机是饮食失节、劳倦过度等损伤脾胃，消耗元气，"火与元气不两立，一胜则一负，脾胃气虚则下流于肾，阴火得以乘其土位"（《内外伤辨惑论·饮食劳倦论》），故发为内热。王履考证"阴火"二字，认为在《素问》《灵枢》《难经》中均未见，刘完素根据《素问》言"七节之旁，中有小心"，推论"命门属火不属水"，并以《仙经》"心为君火，肾为相火"之说引证，然亦未用"阴火"之名，但是李东垣每每论之，指出"名为阴火者，其东垣始敚"。王履指出："虽曰心为君火，君不主令，然《素问》所叙诸病之属热者甚众，皆君火病也。岂君火不能为病，而直欲纯归之于阴火乎？"（《医经溯洄集·内伤余议》）王履还阐释《黄帝内经》"阴虚生内热"之"阴"，指出李东垣对"阴火"之"阴"使用不当。阴阳是相对的概念，在不同情况下所指不同，有以表里言者，有以上下之分言者，有以气血言者，有以身前身后言者，有以脏腑言者，有以升降呼吸之气言者，余如动静、语默、起居之类甚多，不必悉举。阴虚之"阴"，指身中之阴气，与阳气对应。其曰："盖劳动之过，则阳和之气，皆亢极而化为火矣，况水谷之味又少入，是故阳愈盛，而阴愈衰也。此阴虚之阴，盖指身中之阴气"，而"与水谷之味耳，或以下焦阴分为言，或以肾水真阴为言，皆非也"（《医经溯洄集·内伤余议》）。因此，王履指出李东垣之"阴火"所指不明。

王履对气郁生热病机进行了详细阐发。其曰："夫有所劳役者，过动属火也，形气衰少者，壮火食气也。谷气不盛者，劳伤元气，则少食而气衰也。上焦不行者，清阳不升也。下脘不通者，浊阴不降也。夫胃受水谷，故清阳升，而浊阴降，以传化出入，滋荣一身也。今胃不能纳，而谷气衰少，则清无升，而浊无降矣。故曰：上焦不行，下脘不通，然非谓绝不行不通也，但比之平常无病时，则谓之不行不通耳！上不行下不通则郁矣，郁则少火皆成壮火，而胃居上焦下脘两者之间，故胃气热，热则上炎，故熏胸中，而为内热也。"综合其所论，内热病机有三种情况：一为阴虚阳亢而化火，由于劳倦伤其脾胃，饮食衰少，故"身中阴气与水谷之味"虚衰，阴虚则阳亢为内热矣。二为过动扰阳化火，由于劳倦过度，纷扰阳气，"阳和之气皆亢及而化为火矣"。三为脾胃气机不通化火，脾胃为气机升降之枢纽，劳倦伤脾，元气衰少，脾胃失其升清降浊之职，谷气衰少，不能上输心肺、下藏肝肾以营运周身，故气机不畅，"郁则少火皆成壮火"。这三种病机，实质上均可统于气郁发热一语之下，此气郁乃因虚而行迟，气机上下不通之故。

王履继李东垣之学，本内伤发热论创气郁发热说，既吻合经旨，又充实了内伤病病机理论。

（二）煎厥

煎厥，见于《素问·生气通天论》，其曰："阳气者，烦劳则张。精绝，辟积于夏，使人煎厥。目盲不可以视，耳闭不可以听，溃溃乎若坏都，汩汩乎不可止。"王冰注释说："张，筋脉膜胀也。精绝，精气竭绝也。既伤肾气，又损膀胱，故当夏时，使人煎厥，斯乃房之患也。既盲目视，又闭耳听，则志意、心神、筋骨、肠胃，溃溃乎若坏都，汩汩乎烦闷，而不可止。"王冰认为煎厥为房劳之患，精气绝竭所致。王履认为煎厥是阳热亢盛，煎熬阴精，火炎气逆所致，专撰《煎厥论》阐发了自己的见解。

王履对条文中阳气、烦劳、张、精、辟积、溃、都等进行了重新注释，使经文诠释合理连贯，"经旨昭然"。其曰："夫阳气者，人身和平之气也。烦劳者，凡过于动作皆是也。张，主也，谓亢极也。精，阴气也。辟积，犹积叠，谓怫郁也。衣褶谓之襞积者，亦取积叠之义也。积水之奔散，曰溃。都，犹堤防也。汩汩，水流而不止也。"进而，阐发煎厥的病机："夫充于身者，一气而已，本无异类也。即其所用所病而言之，于是乎始有异名耳，故平则为正，亢则为邪。阳气则因其和以养人而名之，及其过动而张，亦即阳气亢极而成火耳！阳盛则阴衰，故精绝。水不制火，故亢。火郁积之甚，又当夏月火旺之时，故使人烦热之极，若煎迫然而气逆上也。火炎气逆，故目盲、耳闭而无所用，此阳极欲绝，故其精败神去，不可复生。若堤防之崩坏，而所储之水奔散滂流，莫能以遏之矣。夫病至于此，是坏之极矣。"他指出过劳可致阳气亢极，使阳气化为火。阳盛则耗伤阴精，精衰水少而不制火，火越发亢盛。夏月火旺之时，烦热之极，火热迫气上逆，火炎气逆，出现目盲、耳闭等症状，属"阳极欲绝，故其精败神去，不可复生"。王履还指出煎厥病情极重，言"夫病至于此，是坏之极矣"。

对于煎厥病机，后世医家多持阳热亢盛、阴精亏损、火炎气逆之观点。如明·张景岳曰："此下言起居不节，致伤阳气也。辟，病也。人以阳气卫生，唯恐散失。若烦劳过度，则形气施张于外，精神竭绝于中，阳扰阴亏，不胜炎热，故病积至夏，日以益甚，令人五心烦热，如煎如熬，孤阳外浮，真阴内夺，气逆而厥，故名煎厥。"（《类经·生气邪气皆本于阴阳》）日人丹波元简《素问识·生气通天论篇第三》注释"阳气者烦劳则张"时，引用了王履的观点，其曰："简按《圣济总录》载人参散，治煎厥气逆、头目昏愦、听不闻目不明、七气善怒。"指出以人参散（人参、远志、赤茯苓、防风各二两，芍药、麦门冬、陈皮、白术各一两）益气养阴治疗煎厥。

（三）二阳病

《素问·阴阳别论》曰："二阳之病发心脾，有不得隐曲，女子不月。"一些注家"分心脾为男女各受立说"，谓男子则脾受之，而味不化，故少精；女子则心受之，而血不流，故不月。王履在《医经溯洄集·二阳病论》中对此提出了质疑，并阐发了二阳病的病机。其曰："若如释者之言，则男之精独资于脾而不资于心，女之血独资于心而不资于脾，有是理耶？盖男女之精血，皆由五脏六腑之相养而后成，可谓之男精资于脾，女血资于心乎！"王履强调化生精血之生理功能对男女而言相同，"分心脾为男女各受立说"不符合事实。《黄帝内经》曰："男女皆有心脾之病，但在男子，则隐曲之不利，在女子，则月事之不来耳。"分析指出，二阳为阳明，指胃与大肠之脉。二阳病病机为肠胃有病，精血生化之源不足，心脾不能化生精血，精血不足所致。其曰："肠胃有病，心脾受之。发心脾，犹言延及于心脾也。虽然脾胃为合，胃病而及脾，理固宜矣。大肠与心，本非合也。今大肠而及心，何哉？盖胃为受纳之府，大肠为传化之府，食入于胃，浊气归心，饮入于胃，输精于脾者，以胃之能纳，大肠之能化耳。肠胃既病，则不能受，不能化，心脾何所资乎？心脾既无所资，则无所运化，而生精血矣。故肠胃有病，心脾受之，则男为少精，女为不月矣。"心脾精血不足，男则表现隐曲不利，女则表现为月事不来。"心脾当总言男女，不当分说。至隐曲不月，方可分说。"

王履此论可谓振聋发聩，因而为后世所认可。如清·姚止庵《素问经注节解·内篇·阴阳别论》评论："分心脾为男女各受立说，窃尝疑之，惟王安道论之最确……安道此论，精确不易。余初阅原注正欲改定，读《溯洄集》见之，无以易也，因仍之。"

（四）阴毒

阴毒，见于张仲景《金匮要略·百合狐惑阴阳毒病脉证治》，其曰："阴毒之为病，面目青，身痛如被杖，咽喉痛。五日可治，七日不可治，升麻鳖甲汤去雄黄、蜀椒主之。"医家历来对阴毒之病理争论不一。王履在《医经溯洄集·张仲景伤寒立法考》中提出，阴毒并非后人所言"阴寒极甚"之证，而是天地异毒之气入于阴经之病证。因为从阴毒的症状而言，并非严重的阴寒症状；所用方亦不过由升麻、甘草、当归、鳖甲等组成，并非大温大热可治阴寒证之方。故王履提出："仲景所谓阴毒者，非阴毒之病，乃是感天地之恶毒异气，入于阴经，故曰阴毒耳。"王履指出一些医家曲解阴毒的本义，贻害无穷。其曰："后之论者，遂以为阴寒极甚之证，称为阴毒，乃引仲景所叙，面目青，身痛如被杖，咽喉痛数语，并而言之，却用附子散，正阳散等药以治。"王履认为，阴寒极甚之证亦可名为"阴毒"，但与张仲景立名之本意有异，当辨别清楚。其曰："窃谓阴寒极甚之证，固亦可名为阴毒，然终非仲景所以立名之本意。观后人所叙阴毒，与仲景所叙阴毒，自是两般，岂可混论。"王履提出"阴毒"为恶毒异气之说，在《素问遗篇·刺法论》所论五疫"毒气"之后有所发挥，就"阴毒"的概念提出了新的论断。王履由阴毒联想到温疫、疠气，具有启示意义，值得探讨。

三、论法述药

（一）论"泻南补北"法则

"泻南补北"之论，源于《难经·七十五难》，其曰："东方肝也，则知肝实；西方肺也，则知肺虚。泻南方火，补北方水，南方火，火者木之子也。北方水，水者木之母也。水胜火，子能令母实，母能令子虚，故泻火补水，欲令金不得平木也。经曰：不能治其虚，何问其余，此之谓也。""东方实"即为肝实，"西方虚"即为肺虚，"泻南方"乃是泻心火，"补北方"亦称补肾水，指出肝实肺虚证，治疗时应采用泻心火、补肾水的法则。这一法则，是依据五行生克制化规律制定的。为什么"东实西虚"采用"泻南补北"的治疗法则呢？后世解此论者，均未阐发切当，王履专撰《泻南方补北方论》阐发，独具卓识。

1. 分析肝实肺虚证病机

王履从"子能令母实"角度，分析阐发了肝实肺虚证之病机。其曰："子能令母实一句，言病因也……其意盖曰：火为木之子，子助其母，使之过分而为病矣。"火为木之子，火旺能感气于母而至肝气亢盛；又火克金，火旺克伐太过则肺金虚衰。另外，肺虚不能制肝，使肝木更实；肝实乘脾失虚，脾不胜肺更虚。因此，王履曰："且夫肝之实也，其因有二：心助肝，肝实之一因也；肺不能制肝，肝实之二因也。肺之虚也，其因亦有二：心克肺，肺虚之一因也；脾受肝克，而不能生肺，肺虚之二因也。"可见，王履将肝实、肺虚之根本原因归结为心火旺盛。

2. 阐发补水泻火法则

王履从"母能令子实"角度，分析阐发了补水泻火法则。其曰："母能令子虚一句，言治法……唯有补水泻火之治而已。夫补水者，何谓也？盖水为木之母，若补水之虚，使力可胜火，火势退，而木势亦退。此则母能虚子之义。"又曰："补水而泻火，火退则木气削，又金不受克而制木，东方不实矣。金气得平，又土不受克而生金，西方不虚矣。"补水使水复，水复则胜火，火退则肝气消，肝木得养，因水为木之母，故言"母能令子虚"。此"虚"字与精气夺则虚之"虚"不同，是指抑制其太过而使其衰。火消则肺金自平能克制肝木，使肝不实；脾土不受肝木过分克伐则生肺金，使肺不虚。虽不补金而金自受益，所谓"不治之治"，如此则可恢复正常状态。

在泻火与补水二者之间，王履犹强调补水。因火之旺乃由于水亏。其曰："今火大旺，水大亏……苟非滋水以求胜之，孰能胜也？水胜火三字，此越人寓意处。"水不虚，心火独盛者，固然可直泻其火，不必补水。先因水虚，而致火旺者，则以补水为要。单纯泻火，虽可取效于一时，但舍本逐末，终难制止火热复燃。因此，王履指出："水虚火旺，而不补水，则药至而暂息，药过而复作，将积年累月无有穷已，安能绝其根哉？虽苦寒之药，通为抑阳扶阴，不过泻火邪而已，终非肾脏本药，不能以滋养北方之真阴也。"王履补水重于泻火和滋养真阴的观点，是吸收了刘完素治病以泻火为主及朱丹溪"阳常有余，阴常不足"的思想。《丹溪治法心要·中风篇》曰："治中风大法，泻心火，则肺金清，而肝木不实，故脾不受伤；补肾水，则心火降，故肺不受热。脾肺安，则阳明实，阳明实，则宗筋润，能束骨而利机关矣。"从王履泻心火、补肾水论来看，其对朱丹溪的承袭是非常明显的。

3. 评析肝实肺虚证治疗常法

肝实肺虚证为何不用泻肝补肺法或泻心补脾法？王履对此亦进行了分析阐发。实则泻之，虚则补之。泻肝补肺法是肝实肺虚证正治之法。但是，王履认为"此常道也"，"人亦知之"，理浅效微，不需详变。实则泻其子，虚则补其母。泻心补脾法是肝实肺虚证正治之变法。其曰："以常情观之，则曰：心火实，致肝木亦实，此子能令母实也，脾土虚，致肺金亦虚，此母能令子虚也，心火实，固由自旺，脾土虚，乃由肝木制之，法当泻心补脾，则肝肺皆平矣。"然而，"若以虚则补母言之，肺虚则当补脾。岂知肝势正盛，克土之深，虽每日补脾，安能敌其正盛之势哉？纵使土能生金，金受火克，亦所得不偿所失矣"。王履根据《难经》之原文，认为不应把"母能令子虚"视为病机而言，当视为治法。其曰："越人则不然，其子能令母实，子谓火，母谓木，固与常情无异；其母能令子虚，母谓水，子谓木，则与常情不同矣，故曰水者，木之母也。子能令母实一句，言病因也；母能令子虚一句，言治法。"因为不补水仅泻火，"则药至而暂息，药过而复作，将积年累月无有穷已，安能绝其根哉"。泻火之药没有补益真阴的作用，标虽除而本未复，终非长久之计；又，水能制火，除大热者只有壮水之主以制阳光一途而已。所以，"不泻肝而泻心""不补肺补脾而补肾"。

王履对"泻南补北"的认识，能透过现象洞见本质，阐幽发微，非有临床真知灼见而难有此论。元·滑寿《难经本义》就"泻南补北"解释说："泻火，一则以夺木之气，一则以去金之克；补水，一则以益金之气，一则以制火之光。"对木旺金伤之证，用泻南补北法则，尚未能透彻说明。王履在众多矛盾中抓住一个"火"字，切中肯綮，无论肝实还是肺虚，皆由水亏火旺使然，泻南方火而补北方水，则一切问题便迎刃而解。后世对"泻南补北"的应用，一本于王履所说，着眼于水亏火旺，如虚劳证，肾水虚惫不能制火，潮热时来，盗汗不息，咳嗽咯血，胸胁疼痛烦躁易怒，舌边红苔黄，看似肝火侮肺，实为肾水不足，泻肝补肺则难以奏效，宜泻南补北以治本，用知柏地黄丸之类。

王履的《泻南方补北方论》实质上是《亢则害承乃制论》的进一步深化。《难经·七十五难》曰："金木水火土，当更相平。"王履在《亢则害承乃制论》中说："一脏不平，所不胜平之，五脏更相平，非不亢而防之乎？一脏不平，所不胜平之，非既亢而克胜之乎？姑以心火而言，其不亢，则肾水虽心火之所畏，亦不过防之而已；一或有亢，即起而克胜之矣，余脏皆然。"东方实西方虚，是五脏失其平，木亢本当金以制之，奈肺金已虚，无力克胜，故发为病变，必须采取医药的方法来帮助肺金制其亢除其害，才能恢复"造化之常"。王履曰："(《难经》) 金不得平木一句，多一'不'字，所以泻火补水者，正欲使金得平木也，不字当删去……泻火补水，使金得平木，正所谓能治其虚，不补土，不补金，乃泻火，补水，使金自平，此法之巧而妙者。苟不能晓此法，而不能治此虚，则不须问其他，必是无能之人矣。故曰：不能治其虚，何问其余。若夫上文金木水火土更相平之义，不劳解而自明，兹故弗具也。"泻南补北论仅言东方实西方虚，当泻南方补北方，而推而广之，调四方虚实之法，均可用五行生克乘侮之理。正如前人所言"据肝加一条以例五脏"（杨康侯）。由此可见，王履泻南补北论对人体的整体平衡和运动变化的辩证阐述，具有重要的理论意义和实践价值。

（二）论阴阳盛虚汗下

《难经·五十八难》曰："伤寒阳虚阴盛，汗出而愈，下之即死；阳盛阴虚，汗出而死，下之而愈。"王履认为后世伤寒家每采此说，但多不解《难经》之义而曲为之说，遂使其义多歧，经义隐晦不明。如唐·王焘《外台秘要》注释曰"病者为虚，不病者为盛。表病里和，是阳虚阴盛也；表和里病，是阳盛阴虚也"，以"阴阳指身之表里"；再如北宋韩祗和《伤寒微旨论》曰"尺脉实大，寸脉短小，名阴盛阳虚，可汗；寸脉实大，尺脉短小，名阳盛阴虚，可下。苟汗证已具，而脉未应，必待尺脉力过于寸而后行。下证已具，而脉未应，必待寸脉力过于尺而后用"，以"阴阳指脉之尺寸"。故王履专撰《阳虚阴盛阴虚阳盛论》，进行了分析阐发。

1.评论前人注解

王履就《外台秘要》所论，指出人体阴阳某一方无过度或不及则谓之"均"，如果阴阳某一方过度或不及则谓之"偏"；盛乃过度，虚乃不及。因此，《外台秘要》以"和"解释"盛"，言不病者为盛，阴盛为里和，阳盛为表和，显然不当。此外，"邪气盛则实，精气夺则虚"，若按《外台秘要》所言，则"阳虚当汗，阴虚当下"，使汗、下治法针对正气不足，而非邪气盛，显然亦不当。

对于《伤寒微旨论》所言，王履亦从两方面进行辨析，指出其不切合临床实际：其一，"越人设难，以病不以脉。其所答也，何反以脉，不以病？"其二，"脉固以候病也。倘若汗下之证已急，不可稍缓。待脉应而未应，欲不待则惑于心，欲待之则虑其变。二者之间，将从病欤，将从脉欤？"

2.阐明伤寒汗下法枢机

王履认为"是言也，谓之伤寒汗下枢机"，《难经》此论道破了伤寒病汗法、下法适用病证的关键病机。王履指出"盛则过矣，虚则不及矣"，盛指邪气盛，虚指正气虚。根据伤寒病由浅入深、由表及里、由寒化热的病机特点及其治疗原则，王履提出"阴盛阳虚"指寒邪外客，阳虚指卫阳虚，阴盛指寒邪盛；"阳盛阴虚"为热邪内炽，阳盛指阳热炽，阴虚指热邪伤阴，阴液亏损。其曰："邪之伤于人也，有浅深焉，浅则居表，深则入里。居表则闭腠理，发怫热，见恶寒、恶风、头痛等证。于斯时也，唯辛温解散而可愈。入里则为燥屎，作潮热，形狂言谵语，大渴等证。于斯时也，唯咸寒攻下而可平。夫寒邪外客，非阴盛而阳虚乎？热邪内炽，非阳盛而阴虚乎？"概之，王履以阴阳之盛，言寒热病邪，以阴阳之虚，言表里之精气，不仅于理通达，而且临证可验。

3. 阐发伤寒汗下法原则

王履阐发"阳虚阴盛，汗出而愈，下之即死"，指出因阳虚于外而受寒邪，助卫阳以发表，汗出而愈；若下之，反而表邪入里而病重，故表邪攻里为大忌。王履阐发"阳盛阴虚，汗出而死，下之而愈"，指出热盛阳旺于内，势必伤阴耗津，下其阳热，即是保存阴津，所以下不可缓，汗之却会助热伤其阴津，故里热无表证则大忌汗法。清·叶桂《医效秘传》援引王履之论结合实践于"发表之药用温，攻里之药用寒"说："表有邪则为阳虚，温之所以助阳也。阳有所助，则阴邪由以自消，发表之药用温者此也；阳受其抑，则真阴得以自长，攻里之药用寒者此也。"

王履在阐明伤寒汗下枢机的同时，明确了阴阳有邪正虚实之分，而虚实又有阴阳寒热之辨，也驳斥了以往的错误观点，辞简理明而切合实际，为后世医家所认同。日人丹波元胤评价曰："唯王安道《溯洄集》，则以寒邪在外，为阴盛可汗；热邪内炽，为阳盛可下。此说最为无弊。"（《难经疏证·黄帝八十一难经疏证卷下》）

（三）论积热、沉寒治法

积热，指内热炽盛之病证；沉寒，指寒气久停于脏腑之病证，又称痼冷。王履在《医经溯洄集·积热沉寒论》中，阐述了积热、沉寒的治法。

1. 常法难治积热、沉寒

关于积热、沉寒的病因，王履认为是由偏热或偏寒之病证发展而来的，原因在于"粗工不知求属之道"。其曰："夫偏寒偏热之病，其免者固千百之一二，而积热沉寒，亦恐未至于数见也。然而数见者，得非粗工不知求属之道，不能防微杜渐，遂致滋蔓难图以成之。"

王履指出，积热、沉寒因其病史长、病情重，常法、良工均难以取效。其曰："偏寒偏热之病，始莫逃于乖否之余矣！虽然寒也，热也，苟未至于甚，粗工为之而不难。设热积而寒沉，良工犹弗能以为计，况其下乎！奈

之何，俗尚颛蒙，恪持方药，愈投愈盛，迷不之反。"寒者热之，热者寒
之。以辛热之药治疗沉寒，以苦寒之药治疗积热为常法。但常法治疗积热、
沉寒的结果，不但无效，甚至加重病情。其曰："且以积热言之，始而凉和，
次而寒取，寒取不愈，则因热而从之，从之不愈，则技穷矣，由是苦寒频
岁而弗停。又以沉寒言之，始而温和，次而热取，热取不愈，则因寒而从
之，从之不愈，则技穷矣，由是辛热比年而弗止。苦寒益深，而积热弥炽，
辛热大过，而苦寒愈滋。"

2. 积热沉寒在于真水火不足

王履强调积热、沉寒治疗取效的关键在于把握其枢要："端本澄源，中
含至理，执其枢要，众妙俱呈……苟非大圣慈仁，明垂枢要，生也。"又
曰："属也者，其枢要之所存。"其意治疗积热、沉寒当"求其属"，确定其
病机。王履指出积热、沉寒病机在于真水火不足，积热为肾水不足，沉寒
为心火不足。其曰："其，指水火也；属，犹主也；谓，心肾也。求其属者，
言水火不足，而求之于心肾也。火之原者，阳气之根，即心是也；水之主
者，阴气之根，即肾是也。非谓火为心，而原为肝；水为肾，而主为肺也，
寒亦益心，热亦强肾。"正因为积热、沉寒之病证病机在于真水火不足，未
针对病机的、简单地以寒治热、以热治寒，用脏腑习熟药，则不能取效。
其曰："夫寒之而热者，徒知以寒治热，而不知热之不衰者，由乎真水之不
足也；热之而寒者，徒知以热治寒，而不知寒之不衰者，由乎真火之不足
也。不知真水火不足，泛以寒热药治之，非惟脏腑习熟药反见化于其病，
而有者弗去无者弗至矣。"

3. 积热沉寒治法求于心肾

怎样才能治疗积热、沉寒？王履提出治疗真水不足之积热，当取之阴，
益肾水之不足，使其制心火之有余；治疗真火不足之沉寒，当取之阳，益
心火之不足，而使其胜肾水之有余。其曰："故取之阴，所以益肾水之不足，

而使其制夫心火之有余；取之阳，所以益心火之不足，而使其胜夫肾水之有余也。"

王履提出的积热、沉寒治法，源自《素问·至真要大论》，其曰："诸寒之而热者取之阴，热之而寒者取之阳，所谓求其属也。"王冰注曰："言益火之源，以消阴翳；壮水之主，以制阳光，故曰求其属也。脏腑之源，有寒热温凉之主。取心者不必齐以热，取肾者不必齐以寒，但益心之阳，寒亦通行；强肾之阴，热之犹可。"王履赞成王冰的注解，认为其论"混乎千言万语之间，殆犹和璧之在璞也，其至久湮，岂过焉者，石之而弗鉴乎"，感慨王冰精辟之注长期以来未被人们所认识。又曰："寒亦益心，热亦强肾。此太仆达至理于规矩准绳之外，而非迂士曲生之可以跂及矣。彼迂士曲生不明真水火于寒热之病，有必制必胜之道，但谓药未胜病，久远期之，是以恪守方药，愈投愈盛，卒至殒灭，而莫之悟。呜呼！悲夫！余见积热沉寒之治，每蹈于覆辙也，因表而出之以劝。"王履结合王冰之注解，发挥《黄帝内经》"诸寒之而热者取之阴，热之而寒者取之阳"之论，运用于积热、沉寒的治疗，可谓明理致用之创举。

明代《奇效良方·积热门》赞叹王履之论："吁，千言万语之间，殆犹和璧之在璞也。"明·缪希雍《神农本草经疏·十剂补遗》发挥王履之观点，指出积热、沉寒用药原则：积热之治当以甘寒滋肾阴，不宜用苦寒之剂；沉寒之治当补气少佐回阳，不宜辛热散寒。其云："岂知寒有时而不可以治热，热有时而不可以治寒，何者？阴虚内热，当用甘寒滋肾家之阴，是益水以制火也。设有芩、连、栀子苦寒之剂以攻热，则徒败胃气。苦寒损胃而伤血，血愈不足而热愈炽。胃气伤则后天之元气愈无所养，而病转增剧也。阳虚中外俱寒，当以人参、黄芪以益表里之阳气，而少佐桂、附以回阳，则其寒自解。是益火以祛寒也。设专用辛热，如吴茱萸、干姜、麻黄、胡芦巴、荜茇、胡椒之属以散寒，则辛能走散，真气愈虚，其寒愈甚。王安道所谓辛热愈投而沉寒愈滋也。二者非徒无益，而又害之，顾不悖欤！"

（四）论饮食劳倦伤治法

《难经·四十九难》曰："饮食劳倦，则伤脾。"脾主饮食，主四肢，故饮食失节、劳逸过度，皆能伤脾。王履认为《难经》此说"非谓二者同类而无辨"，"劳倦伤、饮食伤二者，虽俱为内伤，然不可混而为一"，在《医经溯洄集·内伤余议》中对饮食伤、劳倦伤的病机、治法进行了阐述。

1. 论劳倦伤治法

劳倦伤为劳逸过度所致病证。王履认为劳倦伤纯为不足之病，并根据《黄帝内经》之旨指出，治疗宜补养。《素问·至真要大论》曰："劳者温之，损者益之。"《素问·阴阳应象大论》曰："形不足者，温之以气。"王履认为，"温"字之义为滋养。其曰："温也者，养也。温之者，所以调其食饮，适其起居，澄心息虑，从容以待其真气之复常也……或以药扶助之，亦养也。"形不足者，因阳虚不充所致。"温之以气"，此"气"指药之气。药有气厚、气薄、味厚、味薄。药之气厚者属阳，滋形；药之味厚者属阴，滋精。因而，劳倦伤治法当以药气厚者滋养，同时兼乎调食饮、适起居、澄心息虑。

王履指出，李东垣注释有误，并进行了深入分析。李东垣《脾胃论·饮食劳倦所伤始为热中论》曰："唯当以辛甘温之剂，补其中升其阳，甘寒以泻其火则愈以。经曰：劳者温之，损者温之。又云：温能除大热。"王履认为，"东垣乃以'温'为温凉之温，谓宜温药以补元气，而泻火邪，又易'损者益之'，为'损者温之'，又以温能除大热，为《内经》所云，而遍考《内经》，并无此语，此亦不能无疑者也。"至于为何温药可补元气、泻火邪，王履分析指出，唯有气温而味甘者方有此功效。因为温能益气，甘能助脾而缓火，故元气复而火邪息。其云："'温'字固其二意，然终不可视为温凉之温。苟以补之、除之、抑之、举之、散之等语，比类而观焉，则其义自著矣。"王履强调，虽然气温而味甘之温药可治疗内伤不足，但不能以偏概全，将"劳者温之"理解为仅用温药治疗劳倦伤。

《医碥·劳倦伤》评论："王安道驳之曰：经谓劳者温之，温乃温养之谓，凡调其饮食，适其起居，与用药调养皆是，非寒温之温。愚谓安道此论甚是，可为妄用附、桂者当头一棒。"

2. 论饮食伤治法

饮食伤为饮食不节所致。王履认为饮食伤有不足、有余之分，临证治疗当详辨。其曰："盖饥饿不饮食，与饮食太过，虽皆是失节，然必明其有两者之分，方尽其理。节也者何？无不及、无太过之中有道也。夫饥饿不饮食者，胃气空虚，此为不足，固失节也；饮食自倍，而停滞者，胃气受伤，此不足之中兼有余，亦失节也。以受伤言，则不足；以停滞言，则有余矣。"

饮食伤之治法，王履根据有余、不足而立，有余者消导、不足者补益。具体分为以下5种状况：①胃气不足者，治须补益；②食滞（邪气）有余者，治当消导；③有物滞气伤，必补益消导兼行；④有物暂滞，而气不甚伤，宜消导独行，不须补益；⑤有既停滞，不复自化，不须消导，但当补益。王履分析治疗饮食伤之方药指出，张元素所创枳术丸，李东垣所创橘皮枳术丸、木香枳术丸之类，虽曰消导，但有补益之意存乎其间。其他如木香分气丸、导气枳实丸、大枳壳丸之类，没有补益作用，可施之于物暂滞而气不甚伤者，但不宜视为通行之药。饮食所滞，非枳术丸之力所能去者，不可泥于消导，应改变治法用备急丸、煮黄丸、感应丸、瓜蒂散等推逐。

明·周慎斋评论说："东垣论饮食劳倦为不足之证，治用补中益气汤。王安道又论不足之中当分别饮食伤为有余，劳倦伤为不足；若人伤饮食而留积不化，以致宿积郁热发于外，此为有余之证，用枳术丸等方消导；

若人伤饥失饱，致损脾胃，非有积滞，则当用补药。盖脾胃全赖饮食滋养，今因饥饱不时，失其所养，则脾胃虚矣！脾主四肢，劳力辛苦伤其四肢，则根本病矣。或专因劳力过度，或因饮食失调之后，加之劳力，或劳力过度之后，继之饮食不调，皆是内伤元气不足之证，而宜用补药也。但须于此四者之间，审察明白，略为加减，无有不效矣。"(《周慎斋遗书·卷六·内伤》)

明·虞抟《医学正传·内伤》评论曰："王安道有内伤不足中有有余之议，此发东垣之所未发者耳。学人宜潜心究察其虚实似是之非，庶不夭人之天年也。"又云："劳倦饮食二者俱甚而为大热之证，欲补则饮食填塞胸中，恐愈增胞闷，欲消导则恐元气愈虚而病益甚，其将何法以处治乎？曰：此正王安道所论不足中之有余证也，必宜攻补兼施，以补中益气汤，间与丹溪导痰补脾饮，加神曲、麦芽之属，甚者以东垣枳实导滞丸之类，与补中益气汤间而服之，食去而虚证亦除，是亦攻补兼施之法也。医者诚能斟酌权宜而处治之，无有不安之理也。"(《医学正传·医学或问》)

（五）论八味丸用泽泻

张仲景八味丸，现多称"金匮肾气丸"，首出于《金匮要略》，原方名"崔氏八味丸"，主治"脚气上入，少腹不仁"。对于张仲景八味丸中泽泻之用意，寇宗奭《本草衍义》认为是引经药："不过接引桂、附等归就肾经，别无他意。"王履对八味丸方进行仔细分析，提出了不同看法。

八味丸中泽泻之作用并非引经。王履逐一分析八味丸中药物的功效，阐明了其依据。其一，方中地黄、山茱萸、白茯苓、牡丹皮，都是入肾经之药，若仅为补肾，没必要另加泽泻以引经，既加入泽泻必有其他作用。其二，方中附子、官桂，虽非足少阴肾本经药，但附子是右肾命门之药，又为通行诸经之药；官桂能补下焦相火不足，亦是右肾命门药，张元素亦称补肾用肉桂。因此，桂、附亦不必凭泽泻之引经作用而入肾。其三，干山药虽独入手太阴肺经，然亦有强阴之功效，且手太阴为足少阴之上原，"原既有滋，流岂无益"，亦不用泽泻以引经。

王履指出，八味丸中用泽泻，是取其泻肾邪，养五脏，益气力，起阴气，补虚损、五劳之功。泽泻味咸，可以泻肾邪。正如五苓散里用泽泻，其作用在于泻肾邪。王履认为八味丸中地黄为君药，大补血虚不足并补肾。诸药为佐药，山药强阴益气；山茱萸强阴益精而壮元气；茯苓补阳长阴而益气；牡丹皮泻阴火而治神志不足；泽泻泻肾邪，养五脏，益气力，起阴气，而补虚损、五劳；肉桂、附子补下焦火。

自王履提出"八味丸用泽泻，取其泻肾邪"，后世医家多从之。如明·李时珍《本草纲目·草之八·泽泻》引用和发挥曰："仲景地黄丸用茯苓、泽泻者，乃取其泻膀胱之邪气，非引接也。古人用补药，必兼泻邪，邪去则补药得力。一辟一阖，此乃玄妙，后世不知此理，专一于补，所以久服必至偏胜之害也。"

清·戴谷荪发挥王履之论，强调肾有泻法。其曰："钱仲阳谓肾有补而无泻，后世以为名言，其实不合乎事实。《内经》论五脏皆苦欲补泻，未尝谓肾无泻也。肾本人身之滤溺器，摧荡废液，此为大宗。《内经》谓肾为胃关，关门不利，则聚水而生病，是水邪之当泻者。又谓肾气热为骨痿，是火邪之当泻者。钱氏地黄丸之丹皮，正所以泻肾火，泽泻正所以泻肾水，是钱氏固未尝不用泻法也。徐灵胎批《临证指南·吐血门》，有云此等证，必有阴火收入肾中，终是病根，必另放出路为妙。如八味丸必有丹皮、泽泻，此义可思。王安道曰：'八味丸用泽泻，盖取其泻肾邪。'可知肾无泻，非确论也。"（《谷荪医话·肾有泻法》）

（六）论药性与功效

1. 药性非尝所得

在我国早期的古籍文献中，有"神农尝百草，一日七十毒"的记载。

王履认为此论不符合实际，其曰："予尝诵其书每至于此，未始不叹夫孟子所谓尽信书，则不如无书。"王履指出，中医对药性的认识并非口尝而来，并深入剖析其原由，从6个方面进行了佐证。一则神农乃"立极之大圣"，不必物物尝而知之。二则药物是治疗疾病的，若果真是神农尝百草而掌握了药物的性味，"其神农众疾俱备而历试之乎"。三则污秽之药不可尝之。四则药物的味道，固可以尝而知，但其气、其性、其行经主治及畏恶反忌之类不可能尝而知。五则治病之药非独植物类药，还有动物类、矿物类药。"其至众者唯草为然，故遂曰尝百草耳，岂独尝草哉？"六则药物具有毒副作用，中毒之深者，必死不能复生。"尝而毒焉，有矣，岂中毒者，日及七十乎？设以其七十毒，偶见于一日而记之，则毒之小也，固不死而可解，毒之大者，则死矣，孰能解之，亦孰能复生之乎？"王履对圣人创造医药之说的上述看法，体现了其"实事求是"的精神。

2. 药物"愈疾之功，非疾不能以知之"

王履在"药性非尝所得"的认识下，提出"愈疾之功，非疾不能以知之"之论（《医经溯洄集·神农尝百草论》），指出药物的治疗作用，只有在疾病的特定条件下才能显示；药物区别于一般物质的特殊性能，只有在机体异于正常状态时，才能被正确认识。"愈疾之功，非疾不能以知之"，实则指出了中药和方剂的药效学原理。中医学对中药性能的认定，如四气、五味、归经、升降浮沉、功效等，是根据药物对祛除病邪、消除病因、纠正阴阳偏盛偏衰的特性和作用来判断，以药与病证的对应关系为选择和评价标准而形成的。方剂的整体功效的认定亦在于与证的对应关系。"方因证立"是遣药组方的基本原则，方剂根据证治的需要而设计，证是方的作用和效应对象，有什么样的证，就用什么样的方，方的整体功效要与所治之证相对应。概而言之，中医对中药、方剂药性和药效的认识是在防病治病的实践中，根据药和方对特定的"证"所起的特定疗愈作用而认识和论定的。

3. 药物既效，明其所以然

王履强调，在药物获效以后，当仔细分析其所以然，掌握真正的药证对应规律。其云："凡用药治病，其既效之后，须要明其当然与偶然，能明其当然与偶然，则精微之地，安有不至者乎？唯其视偶然为当然，所以循非踵弊，莫之能悟，而病者不幸矣。"（《医经溯洄集·神农尝百草论》）在历史上，有温病、暑病或用伤寒法治之而获效者，于是有"伤寒概括温暑"的观点；还有冬时伤寒病或用辛凉发表而获效者，遂谓"伤寒即是热病"。王履认为，上述所谓有效都是偶然发生的现象，而非必然结果；若能分辨清楚偶然与必然，则张仲景之立法自明，而寒温之争可以罢休。丹波元坚在《药治通义·卷十·用方贵约》引用王履此段论述，并曰："盖欲用方之熟，必始于审当然与偶然，故附其言于此。"

王履

后世影响

一、历代评价 🦢

（一）对王履的评价

　　王履既是医家，又是画家、诗人，在医学、绘画方面均取得了显著成就。由于其在《华山图册》中体现的艺文诗画成就，以及历代文人在艺文方面对其的褒扬，历代方志多将王履列于文学艺术传，如弘治《太仓州志·卷九·隐逸》、正德《姑苏志·卷五十六·人物十八·艺术》、嘉靖《昆山县志·卷十二·艺能》、万历《重修昆山县志·卷七·艺能》、乾隆《江南通志·卷一百六十五·人物志·文苑》、嘉庆《直隶太仓州志·卷五十二·艺文》等。方志评价，多偏重于王履之艺术成就。如明弘历版《太仓州志》评价曰："笃志经学，博极群书，隐居教授，为后进楷式。善诗画，尝游华山，每景作图，共四十余图，又总作记十余篇。画兼马夏，诗驾陶韦，文希韩柳，字入欧虞堂室，夺天全巧，为世宝玩。尤精于医，尝从金华儒医朱彦修游，得其心传。"明正德元年（1506）《姑苏志》评价曰："学医于丹溪朱彦修，尽得其术。尝谓张仲景《伤寒论》为诸家祖，后世虽多立论，率不出其藩篱……履笃志苦学，博极群书，为文若诗，皆精诣有法。画师夏圭行笔秀劲，布置茂密，评者谓作家士气咸备。元季尝游华山，作四十余图，书纪游诗于其上，至今藏好事家。"《姑苏志》为明代王鏊所纂。其为王履立传，论评医道画艺至详。嗣后李濂撰《医史》，作王履补传，则悉本之王鏊，仅略有一二文字增损而已。明代著名史学家焦竑于万历四十四年（1616）撰《国朝献征录》，并收两传，可资查核。

　　王履之成就深得一些文人称赞。《华山图册》曾归藏于里人镇海卫指挥使武氏家。明代著名书法家祝允明曾见图盛赞："畸叟学术渊邃，吐露奇杰，惜不见其至文。士辈传述仰重，固知其不没，竟独从其医理之籍推测云而。沧洲武将军家藏得其《华山图》子凡数十段，诗文数百首，首尾灿然，整完发卷，便摧人到异境。诗句巉宵，模象深古，叙记脱迈人间，世艺事有如此者，俊哉！近代当有几何？许西岳雄诡精神，与人踪迹、言语间相警发者，韩公、杜老、潘子、陈先生，后乃始得叟。"（《枝山文集·题王安道华山图后》）。明代文学家、史学家王世贞于万历元年（1573）借阅于武氏家，并请祝氏门人陆治（叔平）临摹二十余幅，且自题画跋："洪武中，吾州王履安道，独能以知命之岁，挟策冒险，凌绝顶，探幽宅，与羽人静姝问答，归而笔之记若诗，又能托之画，而天外三峰，高奇旷奥之胜尽矣。画册凡四十，绝得马、夏风格，天骨遒爽，书法亦纯雅可爱。"（《弇州山人四部稿·题王安道游华山图》)"清·王宏撰《题王雨公华山图》一文说："华山故无图，有之，自安道始。"清·钱谦益录王履之诗百余首入《列朝诗集》，并为之作传："自有华山以来，游而能图，图而能记，记而能诗，穷揽太华之胜，古今一人而已。"

　　然而，王履在医学上的成就，以及对后世医学的影响，应该说更甚于其画艺诗文。明·刘凤《续吴先贤赞》曰："履思既精，手敏而视远，加之博综方论道术，善为诗文；若医其所究通，后来皆不逮。"明代著名文人王鏊在其著作《震泽集》中记下了他看到《华山图册》后的感想："始余读《溯洄集》，知安道之深于医，不知其能诗也。及修《苏州志》，知其能诗，不知其又工于文又于画也。观此图，文辞绘事皆绝人远甚，而名不甚何哉。"

　　后世医家侧重评价王履的医学成就。如明·徐春圃评价曰："学究天人，文章冠世，极探医源，直穷奥妙。推演东垣之旨，谓其不著有余之伤，故著内伤余义，名曰《溯洄集》。又备常与变，作《伤寒立法考》，医史补传有《百病钩玄》二十卷，《医韵统书》一百卷。所存者唯《伤寒溯洄》而已,《钩玄》《韵统》则未之见也。使二书俱存,其有补于医道,又岂小哉? 顾其真书沦没,而《脉诀》《铃法》等伪书行世,岂天不欲后世斯民跻于寿域也耶? 噫! "(《古今医统大全·卷之一·历世圣贤名医姓氏》)明·李梴评价曰:"明医,医极其明者也……王履,字安道,国朝昆山人。学医于丹溪先生,尽得其术,博学能诗。"(《医学入门·卷首·集例》)明·李中梓评价曰:"王履学究天人,文章冠世,有《溯洄集伤寒考》诸刻,脍炙人口。"(《删补颐生微论·卷之一·医宗论第二》)清代《明史》将王履列入"方伎传",《姑苏志》评价曰:"王履……乃取三百九十七法,去其重复者二百三十八条,复益增之,仍为三百九十七法。极论内外伤经旨异同,并中风、中暑辨,名曰《溯洄集》凡二十一篇。又著《百病钩玄》二十卷、《医韵统》一百卷,医家宗之。履工诗文,兼善绘事,尝游华山绝顶,作图四十幅,记四篇,诗一百五十首,为时所称。"

中国中医科学院陆广莘研究员,于1963年发表论文"论王履的医学思想及其对明清医学的影响",首次全面阐发王履医学思想。其评价曰:"王履是我国杰出的医学理论家。他生活在14世纪,元末明初的社会大变动时期,时代的特征,赋予他历史的、批判的科学精神;他继承了历代的医学成就,直接承受了金元四家的经验学说,把中医学丰富的实践,提高到时代的、理论的高度。在医学理论的几个基本问题,诸如关于正常生理的和疾病发生发展的基本规律;疾病的分类和治疗的基本原则,均有扼要而精辟的论述。在关于临床上内外伤和伤寒温病等重要命题,对千余年来无人敢置疑的张仲景《伤寒论》,经过认真研究,提出新的看法,发扬了我国历代医家传统的求实的批判精神,推动了医学理论的建设和发展;而他关于温病热病的学说,更是明清'温病学派'理论的重要奠基者。"(《中医学之道·论王履的医学思想及其对明清医学的影响》)

（二）对《医经溯洄集》的评价

后世评价《医经溯洄集》，谓其"阐发明切""咸有至理，非苟作者""会通研究，洞见本原""皆前人所未及"。

明·李濂评价曰："嵩渚子曰：余读王安道《溯洄集》二十一篇，未尝不深叹其察理之精云。首篇谓神农尝百草，为《淮南子》之妄。嗣论四气所伤，五郁二阳病，中暑中热之辨。咸有至理，非苟作者。近时王文恪公鏊有曰：'余读《溯洄集》，知安道之深于医，不知其能诗也；及修《苏州志》，知其能诗，又工于文与画也。呜呼！画末技耳，诗文姑余，余于安道之医，深有取焉尔。'"（《医史·王履补传》）

《四库全书总目提要·子部十四》评价曰："《医经溯洄集》二卷（浙江汪启淑家藏本）……因极论内外伤经旨异同，并中风、中暑之辨，撰为此书，凡二十一篇。其间阐发明切者，如亢则害、承乃制，及四气所伤，皆前人所未及。他若温病、热病之分，三阴寒热之辨，以及泻南补北诸论，尤确有所见。又以《素问》云伤寒为病热，言常不言变，至仲景始分寒热，然义犹未尽，乃备列常与变，作伤寒立法考一篇。李濂《医史》有履补传，载其著书始末甚详。观其历数诸家，俱不免有微词。而内伤余议，兼及东垣，可谓少可而多否者。然其会通研究，洞见本原，于医道中实能贯彻源流，非漫为大言以夸世也。"

清·王鸣盛评价曰："是篇为论者十有三，为辨者六，为考为说为议者各一，凡二十一篇，备论伤寒中风温病热病，外伤内伤，泻南补北诸条，俱极阐发亲切，洞见本原。其余诸家方论，自仲景外，虽东垣无少假借，可知其于医术已三折肱矣。然观其伤寒三百九十七法辨，欲取仲景之书，删复补阙而重订之，此则尚沿南宋王柏诸人习气，不可为训。"（《郑堂读书记》）

清·丁丙评价曰："《医经溯洄集》一卷（明初刊本，怡府藏书）……书

凡二十一篇，阐发明切者，如亢则害承乃制及四气所伤，皆前人所未及。"（《善本书室藏书志》）

清·曹禾评价曰："《医经溯洄集》一卷……辞虽夸伐，于医道实有发明，足矫当时结习。"（《医学读书志·卷下·元王氏履》）

《历代中医珍本集成》评价曰："全书共载入王氏医论二十一篇，寓有对医学探本溯源、剖判源流之义。内容包括研究《本草经》《内经》《难经》《伤寒论》等典籍之心得；对汉刘安《淮南子》，晋王叔和、唐孙思邈、王焘、宋林亿、朱肱，金成无己、刘河间、张元素、张子和、李东垣，元王好古、朱丹溪等历代医家理论渊源之评析。他主张为医学正名，反对侈谈岁运，注重临床实际。指出亢害承制对事物趋向协调发展起重要作用，也是事物（包括人体）生成和败乱之关键。提出'天地间恶毒异气'病因说，首创真中、类中说。其对《伤寒论》之研究心得，以及对温病证治理论之阐述，于明清温病学家颇有影响。在治疗上，王履重视心肾，认为心肾是生命活动之根本，指出'心是火之原，阳气之根；肾是水之主，阴气之根'。其对真阴真阳的阐发，成为明代'命门'之嚆矢。"

《中国医籍通考》评价曰："其议论卓识，多发《内》《难》《伤寒》阃奥，为前人所未言及，于亢则害承乃制、仲景立法、寒温热病说、中暑中热辨、五郁论等，尤深究发微，影响深远。"

（三）对王履温病理论的评价

王履对温病的论述，虽篇幅不多，但对后世影响较大，各家褒贬不一。

1. 赞其贡献

明清时代温病学理论的蓬勃发展，与王履对温病的阐发密切相关。因此，王履深受温病学家的好评。

清·吴鞠通评价曰："温病一证，诸贤名家未能透过此关，多所弥缝补救，皆未得其本真，心虽疑虑，未敢直断明确，其故皆由不能脱却《伤寒论》蓝本，其心以为推戴仲景，不知反晦仲景之法。至王安道始能脱却伤寒，辨证温病。"又如，《温病条辨·原病篇》曰："细考宋元以来诸名家，皆不知温病、伤寒之辨。如庞安常之《卒病论》，朱肱之《活人书》，韩祗和之《微旨》，王氏之《证治》，刘守真之《伤寒医鉴》《伤寒直格》，张子和之《伤寒心镜》等书，非以治伤寒之法治温病，即将温暑认作伤寒，而疑麻、桂之法不可用，遂别立防风通圣、双解通圣、九味羌活等汤，其至于辛温药中加苦寒。王安道《溯洄集》中辨之最详，兹不再辨。"

清·钱文骥评价曰："其时王履（字安道，丹溪之徒也，见《医学入门》)，亦著伤寒温热病说，辨伤寒宜辛温，以寒方从表入；温热宜苦寒，寒已化热，直从里发。其说较河间更清。"(《温病辨症·卷上·二、温病要知源流，入手方可不错》)

清·戴谷荪评价曰："王安道云：寒者冬之令也，冬感之，偶不即发，而至春，其身中之阳，始为寒邪所郁，不得顺其渐升之性，然亦必欲应时而出，故发为温病，此深知热郁反抗之理者，议论高出东垣万万矣。"(《谷荪医话·伏气温病》)

民国谢诵穆评价曰："论温病伤寒之异甚辨，后世言温病，皆谓至刘河间始有温病之治法，然河间但论表热里热之理，其意指伤寒而言，唯安道《溯洄集》，始大张旗鼓，谓伤寒与温病殊类，其施治不得相混，故温病学说之承先启后，安道实为一大枢纽……最可注意者，为王安道、叶天士、陆九芝三人。温病学说之剧变，王安道启其端。"(《温病论衡》)

当代时逸人评价曰："后世谈温热病的，都以为始于河间，可是河间所论的，在伤寒中亦有热证，宜用寒凉之剂，不可用热药误人，至安道才大张旗鼓，将温病另立门户，不得与伤寒相混。余认为王安道在温病学说上，有两点贡献：①在名称上，说"温病不得混称伤寒"；②在治法上，"法当治里热为主"。这二项，有关后世温病学说，至深至钜(《外感热病证治要

义·热病发展概述》）

综上所述，后世医家认为，王履对温病学说的贡献主要有以下三个方面。

其一，对温热病、伤寒的区别，无论在名称上，还是在脉证治疗等方面，王履界定得比较清楚。其提出温病不得混称伤寒，并从理论上阐明了温病的病机不同于伤寒。他指出："伤寒，此以病因而为病名者也；温病、热病，此以天时与病形而为病名者也。"同时指出，温热病是"佛热自内而达于外"，与伤寒的由表入里的传变过程不同，所以在治法上当以"清里热为主""治里而表自解"。此说明确了温病的概念，为温病学说脱离伤寒体系独立发展之萌芽。此外，王履还提出"温病不得混称为伤寒"，并且提出除伏寒化温者外，"且温亦有先见表证，而后传里者"，实开新感温病之先声。

其二，王履在深入研究《伤寒论》和刘完素学术思想的基础上，考察张仲景伤寒立法之本意，提出"仲景专为即病之伤寒设，不兼为不即病之温暑设也"（《医经溯洄集·张仲景伤寒立法考》）。当时虽用麻、桂治伤寒之方来治温暑，不过是错用或借用，并非张仲景本意，温病别有治法，或许遗失而已。自此，王履将伤寒规定为麻黄汤、桂枝汤证范围之内，扩大了温病在整个伤寒学中的地位。

其三，王履对伏气温病的因证脉治阐发较多，有较大的贡献。

2. 论其局限

（1）论之未详，立法未备

《医经溯洄集》是王履的医学论文集，并非专论温病之专著，故不能使温病学说成为完整的体系。王履区分伤寒、温病，指出伤寒、温病的病因、病机、治法、方药皆有区别，提出了自己的学术见解。其所论为伏气温病，对新感温病无甚发展，对病机也仅囿于伤寒变温之说，而少新说。故吴鞠通认为"惜其论之未详，立法未备"。清·陆九芝曰："安道其谓治寒用辛甘温，治温用辛凉苦寒酸苦者，其说自可为经……此真余所谓但见论中有桂、麻、姜、附，不见论中有芩、连、膏、黄者，不意即始于安道也。"（《世补斋医书·论刘河间治温全用仲景伤寒方》）

（2）以偏概全，立论不当

王履是倡导不可用治伤寒法治温病的医家代表之一。在《医经溯洄集》"张仲景伤寒立法考"及"伤寒三阴病或寒或热辨"等文中，王履反复强调伤寒大法是专为"即病之伤寒设，不兼为不即病之温暑设"，认为伤寒治法对温病、暑病全不适用。

有些伤寒家认为王履对《伤寒论》立意的看法，属以偏概全，立论不当。《伤寒论》一书所论，实为广义伤寒，只是详于即病之伤寒。而王履却认为，春夏暴中风寒之新病，"虽有恶风、恶寒表证，其桂枝、麻黄二汤终难轻用，勿泥于发表不远热之言"。同时指出，"虽或者行桂枝、麻黄于春夏而效，乃是因其辛甘发散之力，偶中于万一，断不可视为常道而守之"。王履之论断，将此前用辛温解表治疗外感热病的通行做法，置于极为不利的境地，极大地限制了辛温解表法的运用。后世不少江南医家，畏惧麻黄汤、桂枝汤，以为此类方剂只宜用于北方冬月之真伤寒。王履甚至论及"夫仲景所叙三阴寒证，乃是冬时即病之伤寒，故有此证。今欲以仲景所叙三阴寒证，求对于春夏温暑之病。不亦悯乎"。又谓张仲景书中只有中风与伤寒，亦不符合实际。为严格厘定寒温之界。王履自己也谈道："仲景曰：太阳病，发热而渴，不恶寒者，为温病。观此，则知温病当不恶寒，而当渴。其恶寒而不渴者，非温病矣。"因此，一些医家认为，王履明明已确认张仲景亦论及温病之事实，却说只有伤寒、中风，且言张仲景书中只论狭义伤寒，而论温暑、寒疫等内容皆已亡佚，这些观点均失于偏颇。

（3）对新感温病无甚发展

王履所论为伏气温病，对新感温病无甚发展，对病机也仅囿于伤寒变温之说，而少新说。王履认为，伤寒、温病、热病，"由三者皆起于感寒，或者统以伤寒称之"。其曰："夫伤寒、温、暑，其类虽殊，其所受之原，则不殊也。由其原之不殊，故一以伤寒而为称；由其类之殊，故施治不得相混。"王履秉持《黄帝内经》"冬伤于寒，春必病温"，以及"凡病伤寒而成温者，先夏至日为病温，后夏至日为病暑"之论，认为伤寒、温病、暑病是同一病原，将中风、中湿等都归于"冬伤于寒"，此亦属牵强附会，与临床实际不符。

二、后世发挥

（一）亢害承制论

王履将《黄帝内经》"亢则害，承乃制"的思想结合到人体实际，高明地指出了体内机能间相互制约是维持正常生理的关键。后世医家在王履认识的基础上，进行了阐发，代表性医家为虞抟、张景岳。

1. 虞抟的以子救母说

虞抟在《医学正传·医学或问》中云："亢则害承乃制之义何如？曰：王安道论之详矣，其间犹有未悉之旨，请陈其略如下。"其撰文发挥"亢害承制"论后，其还谦虚地说："大略如斯，未尽详也。学者宜参考安道之论斯备矣。"

虞抟亦以"亢害承制"理论解释人体五脏病机，并进一步将"亢害承制"论拓展用以说明人体的情志、邪气、疾病传变等多种生理病理现象。其云："夫天地万物，无往而非五行，则亢害承制，亦无往而非胜复之道。其在于人，则五脏更相平也；五志更相胜也；五气更相移也；五病更相变也。"

虞抟赞同王履对"承"的注释，曰："王氏同承犹随也，而又有防之之义。"虞抟进一步解释为："以下奉上故曰承。其五行之道，不亢则随之而已。一有所亢，则起而克胜之也。"其认为《黄帝内经》所谓"外列盛衰者"，是指"所承者力衰，而所亢者极盛，制之不尽耳，在天地则为六淫，在人身则为六疾。害则败乱者，言无制之变也，所承者衰甚而无气，故所亢者其势纵横而不可遏也，在天地则大块绝灭，在人身则病真而死矣"。说明亢而有制则生化不息；亢而极盛，制之不尽则产生危害，在自然界表现为六淫邪气，在人身则产生各种疾病，而亢盛无制则危害无穷。

虞抟提出子来救母的观点以阐释亢害承制机制。其云："制者，制其气之太过也；害者，害承者之元气也。夫所谓元气者，总而言之，谓之一元；分而言之，谓之六元……假如火不亢，则所承之水，随之而已；一有亢极，则其水起以平之，盖恐害吾金元之气，防止火盛烁金伤肺，子来救母之意也。六气皆然。此五行胜复之理，不期然而然者矣。"并强调五行相生相克主要是履行生化和制约的职责，其论说的要点在于突出"元气"的重要性，如火亢过极则水起而平之，以防火气太盛，烁金伤肺。因水为金之子，所以这种承制关系被其形象地类比为"子来救母"，子来救母的观点为进一步运用亢害承制机制指导临床奠定了理论基础。

清·姚止庵所著《素问经注节解·外篇·六微旨大论》注释"害则败乱，生化大病"时引用王履、虞抟之言，曰："二家之论，亢害承制之义，无余蕴矣。"

2. 张景岳的气化自然说

张景岳在《类经》中对《黄帝内经》"亢害承制"论原文进行注解，在其按语中引载了王履、刘完素、虞抟三位医家的论述，而第一个则是王履之论。其曰："王安道曰：予读《内经》，至亢则害，承乃制，喟然叹曰：

至矣哉，其造化之枢纽乎……然可必者，常存乎杳冥恍惚之中，而莫之或欺也。"

张景岳进一步发挥认为，亢害承制乃天地自然之妙："亢者，盛之极也。制者，因其极而抑之也。盖阴阳五行之道，亢极则乖，而强弱相残矣。故凡有偏盛，则必有偏衰，使强无所制，则强者愈强，弱者愈弱，而乖乱日甚。所以亢而过甚，则害乎所胜，而承其下者，必从而制之。此天地自然之妙，真有莫之使然而不得不然者。"此论与王履的"亢害承制乃造化枢纽"观点如出一辙。关于"承"字，张景岳的注解与王履不同，认为"承之为义有二：一曰常，二曰变"，但其强调"承制"的目的总之是"防其太过"。其云："然曰常曰变，虽若相殊，总之防其太过，而成乎造化之用，理则一耳。"

对"制生则化，外列盛衰"的注解，张景岳赞同王履的观点，认为"制生则化"当为"制则生化"，并注解曰："制生则化，当做制则生化，传写之误也。盛极有制，则无亢害，无亢害，故生化出乎自然。"他进一步阐发了"生"与"制"的关系："造化之机不可无生，亦不可无制。无生则发育无由，无制则亢而有害，必生中有制，制中有生，才能运行不息，相反相戚。"万物生生不息，纵横交错之间均存在着相互资生、相互制约的动态平衡。他还指出，天下无常胜之理，亦无常屈之理，"第承制之在天地者，出乎气化之自然；而在人为亦有之，则在挽回运用之得失耳"。有亢盛必有承制，五行亢盛之极而为害，必须抵御令其节制，方能维持机体功能、生理活动的正常运行。只有掌握了亢害承制的奥妙，洞悉天地及人身之常与变，熟谙其变化规律，才能在临床诊断治疗、遣方用药中活法圆机，运筹帷幄。

还有不少医家诸如汪机、李梴、楼英、陈士铎、周慎斋等，也依据亢害承制机制远则言天地自然之理，近则言人身生理病理。这些医家的研究进一步丰富了亢害承制的理论内涵。

（二）伏气发病论

《素问·阴阳应象大论》曰："冬伤于寒，春必病温；春伤于风，夏生飧泄；夏伤于暑，秋必痎疟；秋伤于湿，冬生咳嗽。"此为伏气发病的经典论述，但并未引起医家们的注意。王履以"即发""不即发"阐明了机体受风、暑、湿邪侵袭，可不即刻发病，过后而发，发挥了伏气发病理论。王履的注解说明，不仅寒邪可以伏藏，风邪、暑邪、湿邪亦可伏藏，启发了后世医家，为伏气理论的发展奠定了基础。

清·蒋宝素《医略十三篇·卷八·伏邪第八》曰："王履《溯洄集》，温病热病发于天令暄热之时，怫热自内而达之于外。又云：每见世人治温热病虽误，攻其里亦无大害，误发其表，变不可言，足以明其热之自内达外矣。张景岳以温疫本即伤寒，多发于春夏，必待日数足，然后得汗而解，此与《金匮》百合病之义同，皆有内伏之邪故也。"

清·徐玉台《医学举要·时邪合论》曰："《生气通天论》曰：春伤于风，邪气留连，乃为洞泄……王安道曰：据此四伤，诸家注释，皆不得经旨，盖由推求太过故也……且夫伤于四气，自当时即发者，有过时发病者，有久而后发病者，有过时之久自消散而不成病者，盖因邪气之传变聚散不常，及正气之虚实不等也。"明确指出"四气著人，每多伏邪为患"。

清·雷丰所著《时病论》"将《阴阳应象大论》'冬伤于寒，春必病温；春伤于风，夏生飧泄；夏伤于暑，秋必痎疟；秋伤于湿，冬生咳嗽'八句经文为全部纲领，兼参先圣后贤之训，成一书以塞责"（《时病论·自序》）。全书以四时伏气立论，"按春温、夏热、秋凉、冬寒之候，而别新邪、伏气之疴"（《时病论·自序》），"新邪"为即发之邪，"伏气"为不即病之邪。雷丰对四时伏气进行了逐条阐发，如"春伤于风，夏生飧泄"，其曰："春伤于风者，乃即病之新感也……春伤于风，夏生飧泄者，此不即病之伏气也……经又云：邪气留连，乃为洞泄。此亦言伏气为病。可见飧泄、洞泄，皆由伏气使然。"余之三条不予赘述。

清·田云槎所撰《伏阴论》专门论述了"春夏感受寒湿阴邪，不即为病，伏于肺脾肾三经孙络，乘人阴气内盛之时，遂从阴化而发"之病。

清·叶霖在《伏气解》解释《素问·阴阳应象大论》四气发病时，明确指出："感之不即病者，乃藏于经脉脏腑之间，而为伏气之病。""六淫之邪，感之即病者轻，伏久而发者重。"提出"伏气之为病，六淫皆可，岂仅一端"（《伏气解·解一》）。阐发伏气病机，重点强调了两方面：一是伏邪发病与人体阴阳的关系，曰："重阴必阳，重阳必阴，感阳则阴病，感阴则阳病。"二是伏邪与五脏的关系，认为五脏皆有伏邪，详细论述了五脏伏邪的原因、临床特征及治疗方法。

《重订广温热论》是清·何廉臣在明代戴天章原著、陆九芝删定的基础上再予重订的一部温病学专著。《重订广温热论·温热总论·论温热本症疗法》引《医经溯洄集》曰："温病、热病，后发于天令暄热之时，伏热自内而达于外，郁气腠理，无寒在表，故非辛凉或苦寒或酸苦之剂，不足以解之。"将"怫热"转引为"伏热"。在此基础上，指出伏气温热非伤寒，其曰："今伤寒专家，尚不知伤寒自伤寒，温热自温热，更不知伤寒自表传里，温热自里达表之病理；凡遇伏气温热，率称伤寒，辛温发表，杂药乱投，以致轻者重，重者危，危者莫救。"进而提出"凡伏气温热皆是伏火"（《重订广温热论·论温热即是伏火》），对伏火进行了专门论述。

最为突出的，属清·刘吉人所著的《伏邪新书》，书中提出，伏邪为病相当广泛，正如其在序中所说："内有伏邪为病者，十居六七；其本脏自生之病，不兼内伏六淫者，十仅三四。"对伏邪的概念做了更加扩展的解释，曰："感六淫而不即病，过后方发者总谓之曰伏邪，已发者而治不得法，病情隐伏，亦谓之曰伏邪；有初感治不得法，正气内伤，邪气内陷，暂时假愈，后仍复作者亦谓之伏邪；有已发治愈，而未能尽除病根，遗邪内伏后又复发亦谓之伏邪。"伏邪不只见于温病，六淫皆可伏而为病，所以书中列有伏燥、伏寒、伏风、伏湿、伏暑、伏热等，而且在慢性病中也多有伏邪为病者，这样就大大地扩大了伏气学说的范围。提出伏邪为病不仅较难识别，而且比治疗新感病较为困难，在治疗上主张"一面扶正，一面祛邪，不操切图功，务使内侵之邪气外解，脏腑之真元复旧而后已"。在论述病机时，作者多以邪伏六经立论，也结合了卫气营血和脏腑辨证，较为具体。

在王履之前的伏气理论，只是用于解释温病，而温病以外的伏气理论几乎没有提及。而在王履之后，伏气温病以外的伏气理论得到了很大的发展和丰富。首先是伏气病的范围的扩大，由伏气温病扩大到所有外感六淫；从"感而不发，过后方发"扩大到感而已发，后隐伏复发。其次是伏气理论与六淫、六经、脏腑、阴阳、气血等中医基本理论的结合，使伏气学说的理论体系更加完整。再次是伏气理论的临床实践，不仅产生了许多伏气温病的具体病名，而且有了许多温病以外的病名，如《伏气解》中列举的消渴、疟疾、痰证、痹证、泄泻，《伏邪新书》中列举的奔豚气、哮喘、癫厥、鹤膝风、阴癣等，诸症均有具体的治疗方药。西医学中的许多病，从病因和临床特征方面与伏气病确有许多相似之处，如部分传染病：流行性出血热、乙脑、流感；过敏性疾病：荨麻疹、过敏性紫癜、过敏性哮喘等；自身免疫性疾病：风湿病、类风湿关节炎、红斑狼疮、肾炎、1型糖尿病；部分慢性炎症：呼吸道、泌尿道的慢性炎症，病毒性肝炎。运用伏气学说对这些病进行研究，或许对这些病的中医治疗有一定的启示。

（三）五郁之治

王履将《黄帝内经》"五郁"转换为病机概念，并对"发之""达之"等治法加以阐释，使"五郁"及其治法成为中医病机学和治疗学的重要内容之一。王履从王冰片词只语中反复推演，对王冰注释给以客观的纠正和大量的补充，其阐发确较详明。他还强调在《黄帝内经》五郁理论基础上应扩而充之，临床运用起来是应变无穷的，不要被"五运之郁"所拘，应该活看。

王履的论述，使诸医家研究思路愈加开阔，如明代徐春甫的《古今医统大全·郁证门·病机·郁证叙论》、孙一奎的《赤水玄珠·郁证门》、王肯堂的《证治准绳·杂病·诸气门·郁》、张景岳的《景岳全书·杂证谟·郁证》、赵献可的《医贯·卷之二主客辨疑·郁病论》、汪机的《读素问钞·卷中·论治》、李盛春的《医学研悦·病机要旨卷之五·八节之风考》；清代汪必昌的《医阶辨证·郁痞证辨》、李用粹的《证治汇补·内因门·郁症》、沈金鳌的《杂病源流犀烛·卷十八内伤外感门·诸郁源流》、冯兆张的《冯氏锦囊秘录·杂症大小合参卷七·方脉六郁合参》、吴师机的《理瀹骈文·续增略言》、蒋示吉的《医宗说约·六郁》、何梦瑶的《医碥·杂症·郁》、何书田的《医学妙谛·杂症·六郁章》、顾锡的《银海指南·杂病总论》等都引用了王履的观点，并对五郁治法及对郁证的治疗有创新性阐发。现仅就代表性医家之发挥加以阐述。

1. 徐春甫论五脏自郁

明太医院医官徐春甫编纂的《古今医统大全》，专立郁证门，详述病机、脉候、治法、药方和医案。其将五郁与五脏相对应，阐发五脏机能失调的外在表现。如"心郁者，神气昏昧，心胸微闷，主事健忘者是也"。其中也有关于情志致郁的论述："郁为七情不舒，遂成郁结，既郁之久，病变多端。男子得之，或变为虚怯，或变膈噎，气满腹胀等证；妇女得之，或为不月，或为堕胎，崩带虚劳等证。"明确指出郁证的病因在情志方面，同时还认识到郁病日久，可以引发多种临床症状。

2. 孙一奎论五脏自郁

明·孙一奎以五行为中介，将"五郁"直接转化为五脏之郁的概念，

《医旨绪余·上卷·三十四、论五郁》曰："木郁者，肝郁也。达者，条达、通达之谓也……火郁者，心郁也。发者，发越之谓也……土郁者，脾郁也。夺者，攘夺之谓也……金郁者，肺郁也。泄者，疏泄之谓也……水郁者，肾郁也。折者，决折之谓也。"孙一奎以"达"为"条达、通达"，以"发"为"发越"，以"夺"为"攘夺"，以"泄"为"疏泄"，以"折"为"决折"，即秉承了王履之意。

王履指出郁有"因所乘而为郁"及"本气自郁"两种。孙一奎认为"五脏不平则发五郁"，指出五脏本气自郁的症状及论治："五脏本气自郁证：心郁者，神气昏昧，心胸微闷，主事健忘，治宜肉桂、黄连、石菖蒲。肝郁者，两胁微膨，嗳气连连有声，治宜青皮、川芎、吴茱萸。脾郁者，中脘微满，生涎，少食，四肢无力，治宜陈皮、半夏、苍术。肺郁者，皮毛燥而不润，欲嗽而无痰，治宜桔梗、麻黄、豆豉。肾郁者，小腹微硬，精髓乏少，或浊或淋，不能久立，治宜肉桂、茯苓、小茴香。又有胆郁者，口苦、身微潮热往来，惕惕然如人将捕之，治宜柴胡、竹茹、干姜。"（《赤水玄珠·郁证门》）

孙一奎还指出：某些素虚之人，"一旦事不如意，头目眩晕，精神短少，筋痿，气急，有似虚证。先当开郁顺气，其病自愈。宜交感丹，不效用归脾汤"。见五脏之郁病机多属气机郁滞，其治以调气为主。孙一奎之说，从五脏功能失调，气机郁滞出发，论治五郁，对后世影响颇大。

3. 王肯堂论郁分内外

明·王肯堂在《证治准绳·杂病·诸气门·郁》中引用了王履、朱丹溪的论述之后说："郁有外邪内伤，外邪者，《内经》有六气五运胜克之郁，内应乎人气而生病者是也。用五郁而治，木郁者达之，火郁者发之，水郁者折之，土郁者夺之，金郁者泄之。内伤者……脾胃居中，心肺在上，肾肝在下，凡有六淫七情、劳役妄动，上下所属之脏气，致虚实胜克之变，过于中者，而中气则常先。是故四脏一有不平，则中气不得其和而先郁矣。更有因饮食失节，停积痰饮，寒温不适所，脾胃自受，所以中焦致郁之多也。"这里秉承《黄帝内经》之论，明确了人体之郁的病机，有因于外感和内伤诸因两大类，并认为中焦致郁。

4. 张景岳系统论五郁

明·张景岳基于前世历代医家经验，对《黄帝内经》五郁理论进行了细致而全面的阐述和总结，认为自然界有五运之郁，人感而应之，致气机升降失调，气化失司，乃生五郁。张景岳结合《黄帝内经》藏象理论和临床经验，明确了五郁各脏腑所应、各经所在、各所主、各所伤及各性所喜，条分缕析，逻辑严密，使五郁理论体系趋于完善。

关于五郁之治，张景岳在王履之论基础上，阐述得更为具体。《类经·二十六卷·运气类》中，他将"木郁"作肝气之郁，凡"使气得通行"的治法均为"达之"，从表里两方面阐述，在表者疏其经络，在里者当疏其脏，指出"达"是以畅达疏理之法；将"火郁"作火热结聚，凡去除火热结聚的解、散、升、扬等法，均属"发之"，提倡顺其性势而治，并以开窗揭被之形象生动比喻发越郁火；将"土郁"作湿邪壅滞，根据湿邪壅滞在上、中、下不同部位而使用的吐、伐和泻法，均为"夺之"；将"金郁"作肺与大肠之郁，凡针对肺与大肠之病所用的解表、破气、通便等法，均为"泄之"，从表里、上下、内外拓展其论治范围；将"水郁"作水气泛滥，凡治疗寒水之病的治肺、实土、壮火、治肾及分利膀胱等，均为"折之"，从与水液代谢相关之脏腑肺、脾、肾、命门、膀胱分类论述。张景岳将五气病邪与五脏病机灵活地结合起来，思路清晰，观点独到精辟，大大扩展了各治法的范畴，实用性强，并具有重要的临床指导意义，至今许多医家多据此说应用于临床。

5. 赵献可论五郁相因

明·赵献可提出五郁相因理论，尤重木郁达之。其著《医贯·卷之二主客辨疑·郁病论》对《黄帝内经》五郁治法极为推崇，论述多沿用王履之论，同时也提出自己的看法。关于"火郁发之"，他认为"发"与"达"两法相通，关键在于疏利通达，而不在于发汗。对于王履以"下"训"夺"，他认为"夺不止下"，根据"食塞胃中，下部有脉，上部无脉，法当吐，不吐则死"的临床经验，以及《黄帝内经》"高者因而越之"之理，应该补充以吐为"上夺"以"衰其胃土之郁"，与张景岳的观点相合。在以解表训"泄"这一点上，赵献可与王履的看法正好相反，他认为"只'解表'二字，足以尽泄金郁之义"。关于"水郁折之……所谓泄之"一段，赵献可给出了富于新意的解释。他认为这段文字共五句，统是为水郁之治法，举肺气可治水郁，培土制水亦可制泛滥之水。同时，他认为泄金与折水有相通之处，泄金郁可利小便，利小便可折水郁。此外，赵献可又提出五郁相因，认为木主东方生发之气，内含部分火气炎上的特质，故"木郁则火亦郁于木中矣"，并举一反三推出"火郁则土自郁，土郁则金亦郁，金郁则水亦郁"之论。并据此提出以局方逍遥散"一方治其木郁，而诸郁皆因而愈"的"一法代五法"。

6. 何梦瑶提百病皆郁

清·何梦瑶在《医碥·卷二·杂症·郁》中说："郁者，滞而不通之义。"秉承朱丹溪、王履之说，将"六郁"与"五郁"的基本观点结合起来，并仿照《黄帝内经》"风为百病之长"的说法，提出"百病皆生于郁"的观点："百病皆生于郁，与凡病皆属火，及风为百病之长，三句总只一理。盖郁未有不为火者也，火未有不由郁者也，而郁而不舒则皆肝木之病矣。"他认为无论外邪还是内伤，以及饮食痰湿等，均是导致郁的常见因素："六淫七情，皆足以致郁；如伤于风寒湿之气，皆足以闭遏阳气，郁而成热，固也。暑、热、燥三气亦足令气郁……至于七情，除喜则气舒畅外。其忧思悲怒，皆能令气郁结。而痰食之遏闭，水湿之停阻，又可知矣。"他受到赵献可的影响，认为"郁而不舒皆肝木之病"，其对"达"之的解释宗王履之说："木郁者，肝气不舒也。达，取通畅之义，但可以致其通畅，不特升提以上达之。"

7. 吴澄论治郁当顺其自然之性

清·吴澄《不居集》对王履治五郁之余法进行了详细阐发。其云："五郁之治，各存其法，然邪气之客，正气必损，故必调平正气，以复其常。于治郁之后，苟调其气，而尚未平复，则当益其所不胜以制之。如木郁不已，当清肺金；火郁不已，当滋肾水；水郁不已，当补脾土；金郁不已，当引火归原；土郁不已，当养肝调气。此皆以其所畏而治之，即过者折之之理也。"（《不居集·上集卷之十八·诸郁证治》）吴澄还强调："金木水火土，各有其性，所愿不遂，则郁生焉。达之、发之、夺之、泄之、折之，不过顺其自然之性而已……唯能顺其自然之性，从其心之所欲，则心境渐开，兴趣日起，此即达之、发之、夺之、泄之、折之之法，而非逍遥、郁金等药所可疗也。"（《不居集·上集卷之十八·七情内郁》）其指出"五郁"治法的基本原理是"顺其自然之性"，从五行之性、五气之性、五脏之性而治，揭示五郁治法中包含了"因势利导"治疗策略的思想。他还将"从心之所欲"的心理疗法也包含在五郁治法的范围之内，值得重视。

综上所述，王履承朱丹溪之学说，将《黄帝内经》"五郁"转换为人体病机之论，后世医家则承朱丹溪、王履之说，将《黄帝内经》的"五郁"与朱丹溪的"六郁"合流，在理论与临床上取得了许多重要的成果。目前论"郁"，很少有"五运之郁"的含义，多指人体之郁。就人体之郁的病机而言，又分广义和狭义。广义的郁，即"邪不解散""滞而不通"，无论外感、内伤诸因，皆可致郁；狭义之郁，则专指情志内伤所致之郁证，以肝气郁滞为基础病机（即木郁或气郁），并可逐渐产生血郁、热（火）郁、痰郁等许多复杂的变化。广义与狭义之郁，又以气郁为中介相联系，因为多种病邪均可导致气郁，情志内伤则主要导致肝气郁滞。

（四）《伤寒论》三百九十七法

397 法之说，肇始于林亿，和于成无己。王履专论《三百九十七法辨》，对其数进行统计核对，并提出"纵使三百九十七法之言不出于林亿等，而出于亿之前，亦不足用"。王履之论开启了后世医家实统 397 法的先河。

有些医家赞同王履之说，认为 397 法难符其数，不足取信。如清·柯琴《伤寒论注·自序》曰："三百九十七法之言，既不见于仲景之序文。又不见于叔和之序例，林氏倡于前，成氏程氏和于后，其不足取信。王安道已辨之矣。而继起者，犹琐琐于数目，即丝毫不差，亦何补于古人，何功于后学哉？"又曰："小青龙设或然五症，加减法内即备五方……此仲景中法之法，方外之方。何可以三百九十七法、一百一十三方拘之？"柯琴的见解，对后世产生了较大影响。清·闵芝庆曰："法则论中可垂训者，言言皆法，难以致计，学者勿执三百九十七法之说而定其余也。"（《中国医籍考·方论一》）清·钱天来亦认为，张仲景立法之义深广，不必拘于 397 法之数。"大约六经证治中，无非是法，无一句一字非法也。其有方者未尝无法，而法中亦未尝无方。故以方推之，则方中自有法；以法论之，则法内自有方。不必拘于三百九十七也。若必支离牵合，以实其数，则凿矣"（《伤寒溯源集·三百九十七法一百一十三方辨论》）。日人丹波元坚《伤寒论述义·卷五·（附）答问》曰："问：林亿等序，称合三百九十七法，未知其指。曰：此实无谓之言。故王氏《溯洄集》，反复纠辨，殊为确核。而后人更有为说者，竟不免附凑，如周自闲，据赵氏翻雕宋本，以驳王氏（《吴医汇讲》）。今考宋本，每篇之首。注共几法者。通计得三百八十七法。是王氏所以发疑。而周氏检考不密，复吹其烬，可哂甚矣。"

　　另有一些医家，确信 397 法之数，努力补缀求合。这些医家认为林亿等所言 397 法必确有所指，但苦于六经至劳复各篇中多直接明言主治方剂，而可称为"法"者仅二百余条，为了求合其数，便多方设法求索，予以补缀。如清代的王晋三、张孝培等医家，即曾"以各方后㕮咀为末、先后煮、啜粥、不啜粥、饮暖水，日几服为法"（《伤寒论浅注·序跋》），以补 397 之数。明末清初喻昌，著《尚论张仲景伤寒论重编三百九十七法》（简称《尚论篇》）中，对王叔和编次的条文重新组排，在《尚论·春温下篇诸方》论及"合前四卷共足三百九十七法"。但其条文杂乱，重复较多，与林亿等说法不同。

　　有医家认为，《伤寒论》一条便是一法，当以条代法，证法有异。日人丹波元胤《中国医籍考·方论二》引证曰："明洪武中，芗溪黄氏作伤寒类证辨惑曰：仲景之书，六经至劳复而已，其间具三百九十七法，一百一十二房，纤悉毕具，有条而不紊也。"明·方有执《伤寒论条辨》、明·李中梓《伤寒括要》、清·陈修园《伤寒论浅注》等，均将 397 条视为 397 法。如《伤寒论条辨·伤寒论条辨引》曰："今以三百九十七者条隶六经，各有纲纪统属，以相部领，维之使有定序。"然其所条列者，即为六经至劳复之 398 条条文。由于 398 条与 397 法尚有一条之差，《伤寒括要》又将《伤寒论条辨·太阳病中篇》之两条合二为一，以合其数。陈修园原赞同柯琴之论，后主张以 397 条代 397 法："前人谓《伤寒论》三百九十七法、一百一十三方，柯氏非之。余向亦服柯氏之灼见……余考仲景原论，始于《太阳》篇，至《阴阳易差后劳复》篇止，共计三百九十七节（二张于'阳明病人无表里节'误分为两节，今改正之），何不言节而言法，盖节中字字是法，言法即可以该节也"（《伤寒论浅注·序跋》）。虽说方有执、李中梓是将条文重新排列，陈修园仍从旧序，但在将 397 条代 397 法这一点上却是相同的。

还有医家认为，其 397 法的内涵更为关键，掌握其内涵，或许可得 397 法之数。如明·陶华将 397 法的精髓，归结在八纲辨证、八法论治上。如《伤寒全生集》曰："夫伤寒三百九十七法，无出于表里虚实，阴阳冷热八者而已。若能明此八者，则三百九十七法，可得一定于胸中也。大大抵伤寒，先须识证，察得阴阳表里虚实寒热，复审汗下和解之法，治之庶无差误。"此乃宋·许叔微见解的延续。如《伤寒发微论》："伤寒治法，先要明表里虚实，能明此四字，则仲景三百九十法可坐而定也。"许叔微认为，397 法的实质就是辨证，以辨明表里虚实为关键。

总而言之，张仲景著《伤寒论》，创六经辨证，因证立法，依法组方，规矩森严，变通灵活，大法既定，百法可通。故研究《伤寒论》397 法的要领，在于掌握"观共脉证，知其何逆，随证治之" 12 个字的真正涵义，并在临床实践中细心运用，从中获得新的启迪。至于 397 法的所在，究竟是指哪些篇章、哪些条文、哪些方证，究竟应该怎样计算，似乎并不重要。其实，张仲景著《伤寒论》，创六经辨证，乃着眼大法、活法，为后世临床医学开辟门径，正如他在序中所说："虽未能尽愈诸病，庶可以见病知源。若能寻余所集，思过半矣。"为学者应着重理解和把握《伤寒论》的辨证论治精神，不必拘泥一法一方的数目。

（五）伤寒错简论

近今医界较通行的观点是，方有执著成《伤寒论条辨》为《伤寒论》错简重订之始。这种认识并不全面，因为重订实施固然始于方氏，而倡言错简及意欲重订却是王履。王履通过辨别伤寒与温病、实统 397 法，得出结论：《伤寒论》"至叔和已多散乱，虽叔和搜采成书，终不能复其旧"，同时还提出重新编订《伤寒论》的构想。《中国医籍考》曰："昔王安道尝有志类编而未果。""多仿王安道所定次序。按王安道谓六经病篇。"

《中国医籍考·方论二》记载，明·黄仲理撰《伤寒类证辨惑》，宗王履之说，提出《伤寒论》序例三章皆非仲景原法乃王叔和所加："辨脉、平脉、伤寒例三篇，叔和采摭群书，附以己意。虽间有仲景说，实三百九十七法之外者也。痉湿暍一篇，出金匮要略，叔和反编入于六经之右。又有汗吐下可不可，并汗吐下后证，叔和重集于篇末云。"并认为："此说原乎王履《溯洄集》。但履以伤寒例，为仲景旧文也。从此而降，方有执、喻昌、柯琴辈，从而宗其说，或驳或贬，以加诋谋。"

明·陶节庵亦主张错简论，其所著《伤寒六书·伤寒琐言卷之一·辩张仲景伤寒论》曰："大率此书传世久远，遗失颇多。晋太医令王叔和得散亡之余，诠次流传，其功博矣。惜乎以己论混经，未免穿凿附会。"与王履"叔和搜采仲景旧论之散落者以成书，功莫大矣。但惜其既以自己之说，混于仲景所言之中，又以杂脉杂病，纷纭并载于卷首，故使玉石不分，主客相乱"之说相似。

明代嘉靖年间，歙人余傅山《论医汇粹》的有关言论更为明确完整，他认为《伤寒论》"历狱既远，不无残缺"，王叔和是"收拾于残篇断简之余"；姑且不论王氏是否另有附加之文，即是"正书"亦成"六经编次失序，或有将阳经混入阴经，或有将太阳误编于阳明者，或将阳明误编入少阴者"。余氏意欲一重订的理由是"世承讹习舛外，胸中无权变，宗此论为不刊之典，杀人于冥冥之中"；重订的设想是"将《伤寒论》删其繁杂芜，撮其指要，重与编次，另为一编。其六经篇，又必精思研究各经证候，条列于各经之下，务要药证相同"；重订的要求是"其原本错简混淆彼此差谬者悉为更正，使开卷了然无所疑，庶几仲景之心复明于千载之下"。他还以儒学经典《礼记》被后人重新编次为例证，进一步说明对"误本"《伤寒论》予以重订的必要性和可行性。

明·方有执的《伤寒论条辨》是第一个实践《伤寒论》重新编类的著作。方有执在71岁时著成《伤寒论条辨》8卷，认为流传下来的《伤寒论》，"简编条册，颠倒错乱殊甚。盖编始虽由于叔和，而源流已远，中间时异世殊，不无蠹残人弊，今非古是，物固然也。而注家则置弗理会，但徒依文顺释"。所以他按着掌握的仲景"心法"，将仲景《伤寒论》进行了重新编排。

明·吴又可亦持错简论。他认为《伤寒论》中没有瘟疫病证治方药，原因就是错简。他说："悉见瘟疫，求其真伤寒，百无一二。"《伤寒论》所载的诊治方法，都属于"屠龙之艺"，"或谓瘟疫之证，仲景原别有方论，历年既久，兵火淹没。即《伤寒论》，亦系散亡之余，王叔和立方造论，谬称全书。瘟疫之论，未必不由散亡也明矣"。

喻嘉言著《尚论张仲景伤寒论三百九十七法》（简称《尚论篇》），在方有执《伤寒论条辨》的基础上，对仲景《伤寒论》条文进行了进一步分类归纳。该书是持《伤寒论》错简学说最为激烈的著作，也是对王叔和批评最为猛烈的著作。《尚论篇·尚论仲景〈伤寒论〉，先辨叔和编次之失》先批评了王叔和的《脉经》在体裁上的不妥，又对王叔和编述仲景《伤寒论》的具体做法，大为不满，其中云："尝观王叔和汇集扁鹊、仲景、华元化先哲脉法为一书，名曰《脉经》。其于仲景《伤寒论》，尤加探讨。宜乎显微毕贯，曲畅创法制方之本旨，以启后人之信从可也。乃于汇脉之中，间一汇证，不该不贯，犹曰汇书之常也。至于编述伤寒全书，苟简粗率，乃非作者本意，则吾不知之矣。如先序《伤寒例》一篇，蔓引赘辞；其后嗜可与不可诸篇，独遗精髓；《评脉》一篇，妄入己见。总之，碎剪美锦，缀以败絮……编述大意，私淑原委，自首至尾，不叙一语。明是贾人居奇之术，致令黄岐一脉，斩绝无遗。悠悠忽忽，沿习至今，所谓千古疑城，莫此难破。兹欲直溯仲景全神，不得不先勘破叔和。"《尚论篇》在编次上以六经病各自为篇，类伤寒病次之，与伤寒无预者皆略去。计得二百八十三条，并以治字易法字，而曰二百八十三治，为说明崇尚古义，取名《伤寒尚论篇》。

其后，张石顽又有绪论缵论之作，略谓"昔王安道尝有志类编而未果，至今犹为惋惜，因是不揣固陋，勉图排缵，合为缵绪二论。缵者祖仲景之文，绪者理诸家之纷纭而清出之，以翼仲景之法。"至于像程应旄的《伤寒论后条辨整理与研究》、周禹载的《伤寒论三注》、汪琥的《伤寒论辩证广注》、张志聪的《伤寒论集注》、舒驰远的《伤寒集注》、吴仪洛的《伤寒分经》、章虚谷的《伤寒论本旨》等，彼此虽有小异，但均以错简立论主张重订，攻击王叔和、成无己则大同。钱潢有《伤寒溯源集》之作，对叔和、无己亦有批评，略谓"坏病无从安置，疑为久远遗失；温病不知方法，谓非作者所长，致使后人不知随证之治，而坏病遂无治法；概以麻黄桂枝治温，而温病每致云亡；凡此皆叔和编次之失，无己注释之病也"。

三、国外流传

（一）在朝鲜半岛的流传

王履所著《医经溯洄集》《百病钩玄》，较早传入朝鲜，古代朝鲜曾刊出《医经溯洄集》。据《中医图书联合目录》（1961年版）、《东垣十书》子目（编号：6262）记载："《医经溯洄集》，1卷，（元）王履撰，朝鲜重刻明嘉靖梅南书屋本。"日丹波元简《聿修堂藏书目录》记载："《医经溯洄集》，1卷，收在《东垣十书》中，朝鲜刊本。"明代嘉靖年间，为1522—1566年，但《中医图书联合目录》中，未明确记载具体版本。《东垣十书》是医学丛书，此丛书收选李东垣等宋金元医家著作十种。日人三木荣著《朝鲜医籍考》（1932）记载："朝鲜官刻刊：本医书有端宗三年（1455）乙亥新铸活字刊行《东垣十书》乙亥字本。宣祖十八年（1585）刊《考事撮要》载八道册板有《东垣十书》（罗州版）。还有英祖四十一年（1765）惠民署刊本。"《朝鲜医籍考》还记载："《东垣十书》，全 16 卷，10 册。金·李杲编。本书为《东垣十书》之朝鲜版。英祖四十一年（1764）由惠民署刊行。官版潘字本，纵 29.5cm，横 18.5cm，每半页划间界 22cm，幅 14.5cm，10 行 20 字。总纸数 875 枚。跋文……东垣十书在医家尤为紧要。"由此可见，《东垣十书》至少在 1455 年前已传入朝鲜，1764 年朝鲜惠民署刊行本尚存于日本。古代朝鲜对《东垣十书》十分重视，如"《东垣十书》于朝鲜英祖二十二年（1746）丙寅四月《续大典》与朝鲜高宗二年（1865）乙丑十一月《大典会通》中列为医科取才时考讲书"（《朝鲜医籍通考》）。

非常难得的是，在《东医宝鉴》中，引用了《百病钩玄》。《东医宝鉴》是朝鲜民族古代医学史上的巨著，作者是朝鲜宣祖及光海君时代的著名医家许浚。此书于光海君二年（1610）撰成，光海君五年（1613）正式刊行。《东医宝鉴·内景篇》论"历代医方"时，记载引用的历代 83 种书目。其中论及"《百病钩玄》二十卷，本朝王履所著，字安道"。说明《百病钩玄》此前已传入朝鲜。《东医宝鉴·内景篇》论"尿血"曰："小便出血，是心伏热在于小肠，八正散加麦门冬煎服。"《东医宝鉴·内景篇》论"关格宜吐泻"曰："阴阳关格，前后不通，大便快利则小水自行。《钩玄》"《东医宝鉴·内景篇》论"掩脐法"曰："转胕一证，诸药不效，求救则死。以甘遂末水调敷脐下，内以甘草节煎汤饮之，及药汁至脐，二药相反，胕自转矣。小水来如涌泉，此救急之良方也。但二药须两人各买，各处剂之，不可一处同买为妙。《钩玄》"《东医宝鉴·杂病篇》论"下药"曰："全真丸治三焦壅滞，大小便不通，浮肿胀满。黑牵牛子炒四两生四两同研，取头末四两；大黄泔浸三日，逐日换泔，取出切焙为末二两。上皂角二两去皮弦子，水一大碗浸一宿，入萝卜一两切片，同熬至半碗，去滓，再熬至二盏和丸梧子大，每服二三十丸，米饮下，不时，以利为度。一名保安丸。《钩玄》"《东医宝鉴·杂病篇》论"湿"曰："凡病湿者，多自热生，而热气多为兼病。《钩玄》。湿病本不自生，因于火热怫郁，水液不能宣通，停滞而生水湿也。《钩玄》。"可见王履所著《百病钩玄》，较早传入朝鲜并有一定影响。

（二）在日本的流传

王履所撰《小易赋》，在国内尚未见单行刊本，因其载于《针灸集书》中方可流传至今。而在日本国内公文书馆内阁文库中，藏有日本宽保二年（1742）《小易赋》单行刊本，馆藏编号为："304 函，182 号"。此刻本卷首题署"小易赋 / 元昆山王履安道著 / 皇和信阳滕曼卿校"，卷末有宽保壬戌"门人滕尚景（行甫）"的跋文，及须原屋太兵卫"卖出"的广告，还有"雕工，冈本重续"字样。扉叶除正中大字记有书名外，前行写有"壶中贮乾坤"及"翻刻必究"；后行写有"芥内纳须弥筑水先生藏"。此书版本为上、下黑口本，双黑鱼尾，版框四周单边，每半叶 8 行，行 18 字，在汉字之旁记有日文假名旁注。此本系首次在日本刊行，说明《小易赋》全文很早即已传入日本。

《医经溯洄集》的在日版本，详细情况尚无从考证。据《中国中医古籍总目》（2007 年）载，国内有日本万治一年戊戌（1658）武村市兵卫刻本，藏于吉林大学白求恩医学部图书馆；日本贞亨五年戊辰（1688）养志堂刻本（林恒斋标注），藏于中国中医科学院图书馆。从《小易赋》很早传入日本，以及日本医家著作中有关论述来看，《医经溯洄集》亦很早就传入日本。

王履有关《伤寒论》的"错简论"观点，对日本汉医影响较大。江户中期古方派的出现，代表了日本汉医界的新潮流，古方派视张仲景《伤寒论》为医学圣典。古方派的医家普遍认为，《伤寒论》与《黄帝内经》无关，所以《伤寒论》中未论及脏腑、经络、五行之说；即使有论者，也是后世掺入的。在这种思想影响下，一些古方派医家试图重订《伤寒论》正文，并做了若干尝试，致使不少冠以"复古""复圣""古文""古训""删定""修正""辨正""章句"等名称的《伤寒论》注释书问世。古方派中最具代表性的人物，应为吉益东洞（1702—1773）。对于重订《伤寒论》正文，较晚出现的折衷派则不甚赞同。折衷派主张在临床诊疗和学术研究中，广采历代各家之长，不执一家之偏，先导者为望月三英，著有《医官玄稿》《明医小史》《救民选方》等医籍。《医官玄稿》（1753）中提道："王履曾云，叔和编次，功过相半。又云更欲重修编次，有志未果。自此言一出，末学之徒，妄改编次，作注脚，动残害古经。乃若《尚论》《条辨》《后辨》《集注》《绪论》《缵论》《三注》等者，杜撰拙陋，皆入履之彀中。"日本安政三年（1856年），丹波元坚的弟子堀川济，以日本枫山秘府所藏赵开美《伤寒论》（坊刻本）为底本翻刻之，名曰《翻刻宋版伤寒论》，丹波元坚撰序称赞弟子展现《伤寒论》原貌之举，同时指出重修编次《伤寒论》之弊："抑夫王安道以《辨》《平》二脉及汗吐下等篇为叔和所补，尔来各家吠声附和，肆逞私见，窜易章句，以为复古，皇国诸人，亦蹈其辙，不知此类悬料臆揣，逾改逾误，遂使微言大义。日就榛莽，而古本之淹晦，亦职事之由，岂可不重痛叹耶？"（《翻刻宋本伤寒论·序》）从上述论述中可看到，日本医家把重修编次《伤寒论》的原因，多归咎为王履的影响。

在丹波氏的著作中，多次提到王履及《医经溯洄集》。丹波氏（多纪氏）是日本古代的医学世家，丹波氏（多纪氏）主要家系如下：丹波康赖（10世纪）→丹波雅忠（11世纪）→康赖二十九世孙元泰改姓金保→元孝改姓多纪其子元德→元德之子元简→元简之子元胤和元坚（19世纪前半叶）。日本宽延二年（1749）十二月，元孝改家号为多纪，多纪家号一直沿用至今，但多纪氏家族始终以丹波康赖后人为荣，故仍常与丹波家号混用，如元孝、元德、元简、元胤、元坚有时署姓为多纪，有时署为丹波。目前国内仅见丹波元简、丹波元胤、丹波元坚之著作，三人著作中都不同程度地记载有《医经溯洄集》书中内容。

丹波元简（1755—1810），号桂山。日本著名汉医学家，在中日皆负有盛名，著有《素问识》《素问记闻》《伤寒论辑义》《金匮玉函要略辑义》《脉学辑要》《观聚方要补》等著作，对中医典籍的传承起到了十分重要的作用，其著作颇有学术价值。《素问识》，共8卷，成书于1806年。在"阳气者烦劳则张"的注释中，引用《医经溯洄集》之论。

丹波元胤撰《难经疏证》，共2卷，成书于1819年。《难经疏证·黄帝八十一难》中，评价王履对《难经》五十八难的认识，指出"唯王安道《溯洄集》，则以寒邪在外，为阴盛可汗；热邪内炽，为阳盛可下。此说最为无弊"。另外，丹波元胤撰《中国医籍考》（1819）中，对《医经溯洄集》原文，以及《医史》及《四库全书总目提要》中对王履的评价多有记载。

丹波元坚（1795—1858），字亦柔，号文庭，幼名纲之进，成年后称安叔，为丹波元简之子，排行第五。其主要著作有《伤寒广要》《伤寒论述义》《金匮玉函要略述义》《杂病广要》《药治通义》《时还读我书》等。丹波元坚在其多部著作中，提及王履及《医经溯洄集》。

《伤寒论述义》，共5卷，成书于1827年。《伤寒论述义·答问》探讨伤寒三百九十七法，赞同王履的观点。如"问：林亿等序，称合三百九十七法，未知其指。答曰：此实无谓之言。故王氏《溯洄集》反复纠辨，殊为确核。而后人更有为说者，竟不免附凑。如周自闲据赵氏翻雕宋本以驳仁氏（《吴医汇讲》）。今考宋本，每篇之首，共注几法者，通计得三百八十七法，是王氏所以发疑。而周氏检考不密，复吹其烬，可哂甚矣。"又如，《伤寒论述义·卷一·阴阳总述》曰："仲景所谓阴阳也者，寒热之谓也。曰病有发热恶寒者，发于阳也。有无热恶寒者，发于阴也。此则全经之大旨。其发热无热，是病热病寒之明征也。但其章本为邪之初犯，分表热表寒之异而设。"（此章之义，《溯洄集》始发其蕴，程、钱诸家，皆根据之）《伤寒论述义·卷二·述少阴病》曰："阴之变阳，王履既曰，或有直伤即入，而寒便变热。及始寒而终热者，其言虽是，犹未明。"

《药治通义》，共 12 卷，成书于 1836 年，此书为荟萃中国历代临床药学文献精华之专集。《药治通义·卷十·用方贵约》："王安道《溯洄集》曰：凡用药治病，其既效之后，须要明其当然与偶然，能明其当然与偶然，则精微之地。安有不至者乎？唯其视偶然为当然，所以循非踵弊，莫之能悟，而病者不幸矣。盖欲用方之熟，必始于审当然与偶然，故附其言于此。"《药治通义·卷十一·气味》曰："王安道《溯洄集》曰：经于诸药名下，不著气性等字。独以味字冠之者，由药入口，唯味为先故也。亦是。寇宗奭曰：序例，药有酸咸甘苦辛五味，寒热温凉四气。今详之，凡称气者，即是香臭之气。其寒热温凉，则是药之性。气字恐后世误书，当改为性字，则于义方允。李濒湖载此说，以为与礼记文合。愚谓寒药温凉，四时之气也。然则药之寒热温凉，指之以气，固无不可，况经文未曾及气臭。盖圣济经，论气臭自有已疾之用。寇氏徽宗时人，故遵其说也。"

《金匮玉函要略述义》，共 3 卷，撰于 1842 年。《金匮玉函要略述义·卷上·血痹虚劳病脉证并治第六》曰："李氏《本草纲目》曰：仲景地黄丸，用茯苓、泽泻者，乃取其泻膀胱之邪气，非引接也。古人用补药，必兼泻邪，邪去则补药得力。一辟一阖，此乃玄妙，后世不知此理，专一于补，所以久服必至偏胜之害也。"（按：此说本于王氏溯洄集。王说文繁不录）

《素问绍识》，共 4 卷，成书于 1846 年，为续丹波元简《素问识》而作。《素问绍识·卷第二·太阴阳明论篇第二十九》曰："阳受之则入六府。琦曰：府阳藏阴，各从其类。按:《阴阳应象论》云：天之邪气，感则害人五藏；水谷之寒热，感则害人六府。与此相反，而义实相成。以形气言，邪气无形故入藏，水谷有形故入府。以表里言，府阳主外，故贼风虚邪从外而受；藏阴主内，故食饮不节从内而受。实则府藏皆当有之。盖内外之邪，病情万变，非一端可尽，故广陈其义耳。坚按徐氏及琦说并本于王氏《溯洄集》。"《素问绍识·卷第四·调经论篇第六十二》："阴虚生内热。先兄曰：王履《医经溯洄集》云：帝曰：阴虚生内热。嗟夫，此内伤之说之原乎（按此指东垣）。盖劳动之过，则阳和之气，皆亢极而为火矣……故胃气热。热则上炎。故熏胸中而为内热也。"此书中全文记载了《医经溯洄集》相关论述。

总之，王履的学术思想，对日本汉医的中医典籍研究具有一定影响。尤其是其《伤寒论》错简说，对日医古方派有比较深刻的影响。

综上所述，元末明初著名医家、画家、诗人王履，博学多才，说理透彻，见解卓识，著有《医经溯洄集》《小易赋》《华山图册》等，是继金元四大家之后又一位独具创见的医学理论家。其深研《黄帝内经》，广泛评议，推陈经旨，对亢害承制、四气发病、五郁之治等进行精辟阐发，在后世产生了深远影响；辨析《伤寒论》，考辨《伤寒论》397法、辨析伤寒与温病之异、辨伤寒三阴病之寒热，倡伤寒错简论，开创了后世温病学派的先河。其崇尚造化，以歌赋概述人体生理，便于回环诵读记忆；明理致用，着重疾病病证的审因、正名、察形，辨中风、中暑、四逆、厥、呕、吐、哕、咳逆等病证，多有创见。如辨真中风、类中风之异同，对中风学说的发展起到至为关键的作用；平易说法，阐明内伤发热、煎厥、二阳病、阴毒的病机，不仅切合经旨，更加符合临床实际。治法用药方面，阐发泻南补北法则、阴阳盛虚汗下、积热沉寒治法、饮食劳倦伤治法、八味丸用泽泻等，对于临床用药有切实可行的指导作用。如泻南补北法则，对虚劳病补水泻火法则的运用，及温病中养阴清热法则的实施，均提供了可资借鉴的理论依据。

王 履

参考文献

著作类

[1] 王履撰；邢玉瑞，阎咏梅注释.医经溯洄集［M］.上海：上海浦江教育出版社，2011.

[2] 王履.溯洄集［M］.明代刻本.陶华，校.日本静冈县立中央图书馆藏：324–6.

[3] 王履.王履《华山图》画集［M］.天津：天津人民美术出版社，2000.

[4] 黄帝内经素问［M］.北京：人民卫生出版社，1963.

[5] 秦越人.难经［M］.北京：科学技术文献出版社，1996.

[6] 张仲景.伤寒论［M］.上海：上海科学技术出版社，2018.

[7] 王冰撰注；彭建中点校.灵枢经［M］.沈阳：辽宁科学技术出版社，1997.

[8] 王冰注解，林亿补注；孙国中，方向红点校.重广补注黄帝内经素问［M］.北京：学苑出版社，2004.

[9] 韩祗和.伤寒微旨论［M］.北京：中华书局，1985.

[10] 庞安时撰；邹德琛，刘华生点校.伤寒总病论［M］.北京：人民卫生出版社，1989.

[11] 成无己著；田思胜等校注.注解伤寒论［M］.北京：中国医药科技出版社，2011.

[12] 张子和撰；邓铁涛，赖畴整理.儒门事亲［M］.北京：人民卫生出版社，2005.

[13] 李杲著；杨金萍，李涤尘点校.内外伤辨惑论［M］.天津：天津科学技术出版社，2003.

［14］宋濂.宋学士文集［M］.上海：商务印书馆，1922.

［15］王祎.青岩丛录，华川卮辞，续志林［M］.上海：上海古籍出版社，2011.

［16］王好古著；盛增秀主编.王好古医学全书［M］.北京：中国中医药出版社，2004.

［17］朱震亨著；胡春雨，马湃点校.局方发挥［M］.天津：天津科学技术出版社，2003.

［18］朱震亨.金匮钩玄［M］.北京：人民卫生出版社，1980.

［19］朱震亨著；石学文点校.格致余论［M］.沈阳：辽宁科学技术出版社，1997.

［20］朱震亨著；彭建中点校.丹溪心法［M］.沈阳：辽宁科学技术出版社，1997.

［21］桑悦.太仓州志［M］.扬州：广陵书社，2013.

［22］王鏊.姑苏志［M］.台北：台湾学生书局，1986.

［23］方鹏纂；杨逢春修.昆山县志［M］.上海：上海人民出版社，1990.

［24］祝允明.枝山文集［M］.元和祝氏，清同治十三年（1874）.

［25］王世贞.弇州山人四部稿［M］.台北：台湾伟文图书出版社，1976.

［26］刘凤.续吴先贤赞.［M］.北京：中华书局，1985.

［27］赵琦美.文渊阁四库全卷.赵氏铁网珊瑚［M］.台北：台湾商务印书馆

［28］祝允明.怀星堂集［M］.杭州：西泠印社出版社，2012.

［29］李濂辑；俞鼎芬，校注.李濂医史［M］.厦门：厦门大学出版社，1992.

［30］徐春圃.古今医统大全［M］.合肥：安徽科学技术出版社，1995.

［31］孙一奎撰；叶川，建一校注.赤水玄珠（附《医旨绪余》《孙氏医案》）

［M］.北京：中国中医药出版社，1996.

［32］王肯堂.证治准绳（上）［M］.北京：人民卫生出版社，2001.

［33］李梴.医学入门［M］.北京：中国中医药出版社，1995.

［34］虞抟.医学正传［M］.北京：人民卫生出版社，1981.

［35］张介宾.景岳全书［M］.北京：中国中医药出版社，1994.

［36］张介宾著；郭洪耀，吴少祯校注.类经［M］.北京：中国中医药出版社，1997.

［37］赵献可著；郭君双整理.医贯［M］.北京：人民卫生出版社，2005.

［38］吴有性著；图娅点校.温疫论［M］.沈阳：辽宁科学技术出版社，1997.

［39］方有执.伤寒论条辨［M］.北京：人民卫生出版社，1957.

［40］李中梓著；包来发主编.明清名医全书大成 李中梓医学全书［M］.北京：中国中医药出版社，1995.

［41］陈澈.雪潭居医约［M］.北京：中国中医药出版社，2015.

［42］马兆圣.医林正印［M］.北京：中国中医药出版社，2016.

［43］钱谦益.列朝诗集［M］.北京：中华书局，2007.

［44］钱谦益.列朝诗集小传［M］.上海：上海古籍出版社，2008.

［45］丁丙辑.善本书室藏书志［M］.扬州：扬州古籍书店，1986.

［46］董其昌.画旨［M］.杭州：西泠印社出版社，2008.

［47］王峻，顾登.乾隆昆山新阳合志［M］.上海：广陵书社，2017.

［48］张廷玉.明史［M］.北京：中华书局，1974.

［49］叶天士著；华岫云编订.临证指南医案［M］.北京：华夏出版社，1995.

［50］叶天士述；吴金寿校.医效秘传［M］.上海：上海科学技术出版社，1963.

［51］吴瑭.温病条辨［M］.沈阳：辽宁科学技术出版社，1997.

［52］陆懋修.世补斋医书［M］.北京：中医古籍出版社，2014.

［53］章楠.医门棒喝［M］.北京：中国医药科技出版社，2011.

［54］徐玉台.医学举要［M］.北京：科学卫生出版社，1956.

［55］雷丰.时病论［M］.太原：山西科学技术出版社，1992.

［56］何梦瑶撰；邓铁涛，刘纪莎点校.医碥［M］.北京：人民卫生出版社，
　　　1994.

［57］柯琴.伤寒论注［M］.北京：人民军医电子出版社，1999.

［58］钱潢.伤寒溯源集［M］.上海：上海卫生出版社，1957.

［59］陈修园著；陈绍宗校注.伤寒论浅注［M］.福州：福建科学技术出版
　　　社，1987.

［60］永瑢，纪昀等主编；周仁等整理.四库全书总目提要［M］.海口：海
　　　南出版社，1999.

［61］陈梦雷.古今图书集成医部全录［M］.北京：人民卫生出版社，1962.

［62］周中孚.郑堂读书记［M］.上海：上海书店出版社，2009.

［63］曹禾.医学读书志［M］.北京：中医古籍出版社，1981.

［64］许浚.东医宝鉴［M］.北京：中国中医药出版社，1995.

［65］望月三英.医官玄稿［M］.北京：北京科学技术出版社，2017.

［66］丹波元简.素问识［M］.北京：人民卫生出版社，1984.

［67］丹波元胤.中国医籍考［M］.北京：人民卫生出版社，1956.

［68］丹波元坚.素问绍识［M］.北京：人民卫生出版社，1955.

［69］丹波元坚.伤寒论述义［M］.北京：人民卫生出版社，1955.

［70］丹波元坚.金匮玉函要略述义［M］.北京：人民卫生出版社，1957.

［71］丹波元坚.药治通义［M］.北京：学苑出版社，2008.

［72］丹波元坚.翻刻宋本伤寒论·序［M］.东京：日本旭阳社，1991.

［73］冈西为人. 宋以前医籍考［M］. 北京：人民卫生出版社，1958.

［74］任应秋. 中医各家学说［M］. 上海：上海科学技术出版社，1986.

［75］时逸人. 外感热病证治要义［M］. 北京：中国友谊出版公司，1988.

［76］孟澍江. 温病学［M］. 北京：人民卫生出版社，1989.

［77］崔秀汉. 朝鲜医籍通考［M］. 北京：中国中医药出版社，1989.

［78］上海中医学院中医文献研究所. 历代中医珍本集成［M］. 上海：上海
　　　三联书店，1990.

［79］严世芸. 中国医籍通考：第2卷［M］. 上海：上海中医学院出版社，
　　　1991.

［80］海外太原王氏联谊后援会. 太原王氏［M］. 太原：北岳文艺出版社，
　　　1994.

［81］丁光迪. 金元医学评析［M］. 北京：人民卫生出版社，1999.

［82］熊曼琪. 伤寒论［M］. 北京：人民卫生出版社，2000.

［83］祝世讷. 中西医学差异与交融［M］. 北京：人民卫生出版社，2000.

［84］刘祖贻，孙光荣. 中国历代名医名术［M］. 北京：中医古籍出版社，
　　　2002.

［85］殷梦霞. 日本藏中国罕见地方志丛刊续编：第3册［M］. 北京：北
　　　京图书馆出版，2003.

［86］曹东义. 中医外感热病学史［M］. 北京：中医古籍出版社，2004.

［87］马继兴. 马继兴医学文集（1943—2009）［M］. 北京：中医古籍出版
　　　社，2009.

［88］蔡定芳. 中医与科学：姜春华医学全集［M］. 上海：上海科学技术出
　　　版社，2009.

［89］陈雪功. 新安医学学术思想精华［M］. 北京：中国中医药出版社，
　　　2009.

［90］林家治.壮观集［M］.石家庄：河北教育出版社，2011.

［91］刘祖贻，刘芳.温病源流论［M］.北京：人民军医出版社，2013.

［92］金光亮.黄帝医道中医基本原理解读［M］.北京：人民军医出版社，
2014.

论文类

［1］宋大仁.明代江苏名医王履及其所著"溯洄集"简介［J］.江苏中医，
1958，3（3）：37-38.

［2］陆广莘.王履医学思想的成就及其对明、清医学的影响［J］.中医杂志，
1963，9（5）：20-24.

［3］沈凤阁.王安道对温病学术的贡献［J］.南京中医学院学报，1982（3）：
50-51.

［4］丁光迪.探讨王履的学术思想及其成就［J］.中医杂志，1986，27（3）：
50-52.

［5］焦振廉.王履生平补事［J］.江苏中医杂志，1987，19（3）：41.

［6］何裕民.王履的读书方法［J］.陕西中医学院学报，1987，10（2）：44.

［7］柴中元.略评王履之外感热病观［J］.陕西中医学院学报，1987，10（3）：
41-43.

［8］胡利平.王履《医经溯洄集》学术思想初探［J］.广西中医药，1988，
11（6）：31-32+23.

［9］任渭丽，董兴武.刘河间、王安道论"亢害承制"［J］.陕西中医函授，
1991，（6）：15-17.

［10］郭鹏云.丹溪学说在陕西的传播与影响［J］.陕西中医函授，1993（1）：
27-28.

［11］长青．王履［J］．山西中医，1994，10（4）：39．

［12］王左原，金香兰．造化枢纽释运气——论王履的五运六气学术思想［J］．中国中医基础医学杂，2009，15（2）：87-88．

［13］王尔亮，程磐基．王履外感热病学术思想初探［J］．上海中医药杂志，2010，44（12）：13-16．

［14］沈劼．《医经溯洄集》学术思想探析［J］．中医文献杂志，2010，28（6）：6-8．

［15］金鑫．论王履中医思想与写生观［J］．美术向导，2012（1）：73-74．

［16］李鼎．王履《小易赋》原文评析（一）［J］．中医药文化，2013，8（4）：32-35．

［17］李鼎．王履《小易赋》原文评析（二）［J］．中医药文化，2013，8（6）：34-36．

［18］李鼎．王履《小易赋》原文评析（三）——背腰骶部异名考［J］．中医药文化，2014，9（1）：47-49．

［19］李鼎．王履《小易赋》原文评析（四）——脏腑经络概述［J］．中医药文化，2014，9（2）：34-37．

［20］相鲁闽．王安道医书评释［J］．河南中医，2014，34（7）：1220．

［21］贾琳．《医经溯洄集》思辨［J］．亚太传统医药，2016，12（13）：92-93．

［22］连松．陶节庵伤寒学术思想研究［D］．湖北中医药大学，2017．

［23］李董男．王履与缪希雍外感热病学术特色辨析［J］．江西中医药大学学报，2018，30（1）：10-12．

［24］远志．王履即病论伤寒［N］．上海中医药报，2018-07-20．

［25］杨瑞庆．王履与《医经溯洄集》［N］．上海中医药报，2018-08-17．

［26］王兴伊．元明之际太仓儒医王履三考［J］．南京中医药大学学报（社会

科学版），2018，19（3）：150-152+203.

［27］姜可塑 .《明史》医者传记文本研究［D］. 武汉：华中师范大学，
　　　2019.

［28］赵晓瑶，王兴伊 . 王履诗画对其现存医学著作的影响［J］. 文化创新比
　　　较研究，2020，4（4）：46-47+50.

汉晋唐医家（6名）

张仲景　王叔和　皇甫谧　杨上善　孙思邈　王　冰

宋金元医家（19名）

钱　乙　刘　昉　陈无择　许叔微　陈自明　严用和
刘完素　张元素　张从正　成无己　李东垣　杨士瀛
王好古　罗天益　王　珪　危亦林　朱丹溪　滑　寿
王　履

明代医家（24名）

楼　英　戴思恭　刘　纯　虞　抟　王　纶　汪　机
薛　己　万密斋　周慎斋　李时珍　徐春甫　马　莳
龚廷贤　缪希雍　武之望　李　梴　杨继洲　孙一奎
吴　崑　陈实功　王肯堂　张景岳　吴有性　李中梓

清代医家（46名）

喻　昌　傅　山　柯　琴　张志聪　李用粹　汪　昂
张　璐　陈士铎　高士宗　冯兆张　吴　澄　叶天士
程国彭　薛　雪　尤在泾　何梦瑶　徐灵胎　黄庭镜
黄元御　沈金鳌　赵学敏　黄宫绣　郑梅涧　顾世澄
王洪绪　俞根初　陈修园　高秉钧　吴鞠通　王清任
林珮琴　邹　澍　王旭高　章虚谷　费伯雄　吴师机
王孟英　陆懋修　马培之　郑钦安　雷　丰　张聿青
柳宝诒　石寿棠　唐容川　周学海

民国医家（7名）

张锡纯　何廉臣　陈伯坛　丁甘仁　曹颖甫　张山雷
恽铁樵